Muhammad Khurram Waqas
Asim Zubair

Avanços na tecnologia farmacêutica

Muhammad Khurram Waqas
Asim Zubair

Avanços na tecnologia farmacêutica

ScienciaScripts

Imprint
Any brand names and product names mentioned in this book are subject to trademark, brand or patent protection and are trademarks or registered trademarks of their respective holders. The use of brand names, product names, common names, trade names, product descriptions etc. even without a particular marking in this work is in no way to be construed to mean that such names may be regarded as unrestricted in respect of trademark and brand protection legislation and could thus be used by anyone.

Cover image: www.ingimage.com

This book is a translation from the original published under ISBN 978-3-659-88816-8.

Publisher:
Sciencia Scripts
is a trademark of
Dodo Books Indian Ocean Ltd. and OmniScriptum S.R.L publishing group

120 High Road, East Finchley, London, N2 9ED, United Kingdom
Str. Armeneasca 28/1, office 1, Chisinau MD-2012, Republic of Moldova, Europe
Managing Directors: Ieva Konstantinova, Victoria Ursu
info@omniscriptum.com

Printed at: see last page
ISBN: 978-620-8-56112-3

ÍNDICE

Declaração

Eu, **Asim Zubair**, declaro que o trabalho de investigação descrito nesta dissertação, intitulado **"Eficácia de diferentes sistemas poliméricos para a preparação do comprimido de libertação controlada de famotidina"**, é o meu trabalho original. Foi realizado sob a supervisão do **Dr. Humayun Riaz (Professor Assistente)**. Todas as referências foram, tanto quanto é do meu conhecimento, corretamente indicadas.

Asim Zubair

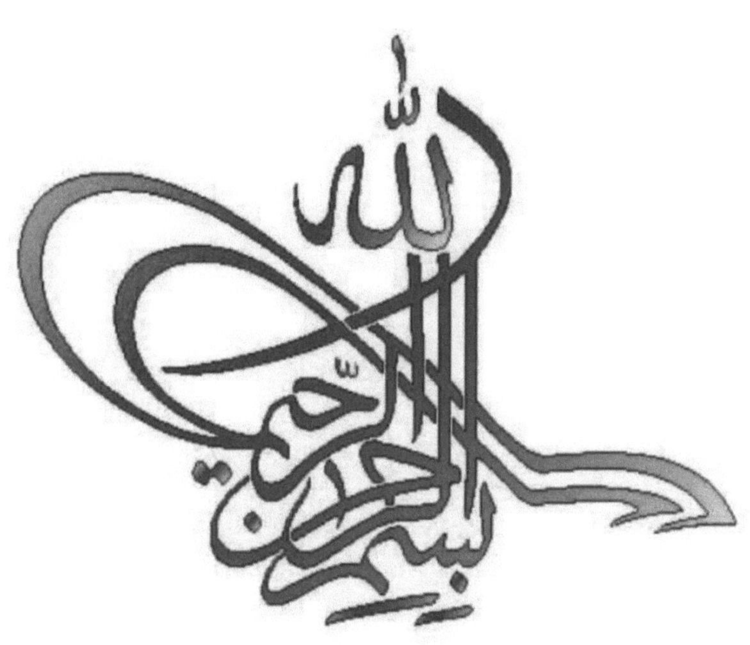

"Em nome de ALÁ, o Clemente e o Misericordioso"
O Guardião da fé, O Majestoso,
O que dá e o que perdoa.
Cuja ajuda e orientação,
Imploro sempre, a cada passo.

DEDICAÇÃO

Esta tese é dedicada ao meu ilustre professor, o **Prof. Dr. NAIM ANWER MUZAFFAR**, que me apoiou sempre durante os meus estudos. Foi uma grande fonte de motivação e inspiração.

Finalmente, esta tese é dedicada aos meus **PAIS** pelo seu apoio ao longo da minha vida.

AGRADECIMENTOS

Sinto-me extremamente obrigado a oferecer a minha melhor gratidão a "Deus Todo-Poderoso", o Compassivo, o Benéfico para o visível e invisível. Todos os louvores e glória sejam dados a Ti, **meu Senhor**! Abençoaste-me com uma mente sã, fé, confiança e determinação elevadas, amigos sinceros e professores apaixonados, cuja bondade inigualável me permitiu concluir o meu trabalho de investigação. Inúmeras saudações ao **Santo Profeta Muhammad** ﷺ o sublime, o excecional, a cidade do conhecimento, o último mas eterno símbolo da perfeição.

Em primeiro lugar, gostaria de agradecer ao meu orientador, **Dr. Humayun Riaz** (Professor Assistente da Faculdade de Ciências Farmacêuticas de Lahore, Lahore**).** Esta tese não teria sido possível sem o seu apoio, as suas sugestões, a sua liberdade para colocar questões e a sua incrível paciência para me orientar durante a minha investigação. É um excelente professor, descontraído, motivado e fez-me sentir descontraído quando discuti o meu problema.

Um agradecimento especial ao meu co-orientador **Dr. Daulat Haleem Khan,** não há palavras para descrever a minha gratidão pela sua ajuda durante o ano do meu trabalho de investigação. Deu-me um encorajamento e um apoio inabaláveis de várias formas que inspiraram e enriqueceram o meu crescimento como estudante, investigador e cientista.

Estou muito grato aos meus colegas de laboratório, incluindo **Muhammad Shahid Khan e Muhammad Jahangir (NOVAMED Pharmaceutical Industry, Pvt. Ltd. Lahore)**, pelo seu encorajamento contínuo, apoio moral e orientação necessária. Recordarei sempre a cooperação e a ajuda do Sr. Muhammad Arslan Khan, do Dr. Imran Shahid e de Asif Mehmood.

Outros grandes agradecimentos vão para **Sir Muhammad Islam**, o melhor dos meus professores de graduação, Sir Khalid Tipu, Sir Masood Ahmed, Sir Abid Hussain Awan, Sir Dr. Amir Riaz, Sir Umair Ikram Dar.

Os meus sinceros agradecimentos aos meus amigos e colegas: Dr. Muhammad Ali Naeem, Dr. Izzatullah Khan, Syed Bilal Hussain, Dr. Khuram, Dr.ª Umaira Rehman, pelo seu inseparável apoio, encorajamento, risos, histórias e orações e por dedicarem o seu tempo a ouvir-me.

Não tenho palavras para exprimir o meu apreço pelo meu querido tio Gulam Rasool, pelos irmãos Gulam Nabi, **Qasim Zubair, Amir Zubair, Sadeeq Zubair e**, em especial, pelas minhas **irmãs**. A sua dedicação, amor e confiança persistente em mim tiraram-me o peso dos ombros.

Gostaria de prestar uma homenagem muito especial à minha família, que me ajudou e orientou em todos os aspectos da vida. Tenho uma dívida impagável para com os meus queridos pais, especialmente para com a minha mãe; os seus desejos motivaram-me para o ensino superior. Sem a sua compreensão e apoio contínuo, ter-me-ia sido impossível terminar este trabalho.

Por último, gostaria de apresentar as minhas desculpas a todos aqueles que alguma vez tiveram um cantinho suave para mim, mas que não mencionei pessoalmente.

Asim Zubair

ABREVIATURAS

API	Active Pharmaceutical Ingredient
AUMC	Area Under The Mean Curve
CMGS	Carboxymethyl Guar Sodium
CI	Carr's Compressibility Index
GIT	Gastrointestinal Tract
HPLC	High Performance Liquid Chromatography
HPMC	Hydroxypropylmethyl Cellulose
IVIV	*In-vitro In-vivo*
LBD	Loose Bulk Density
PEG	Polyethylene Glycol
PEO	Polyethylene Oxide
PVP	Polyvinyl Pyrrolidone
QC	Quality Control
SEM	Standard Error Of Mean
SR	Sustained Release
TBD	Tapped Bulk Density
UV	Ultra Violet
USP	United States Pharmacopoeia

RESUMO

A via mais conveniente e preferida de administração de medicamentos é a oral e as formas de dosagem de libertação controlada por via oral têm sido o foco de atenção dos cientistas farmacêuticos nas últimas três décadas.

Os polímeros naturais incluem a goma de guar, a goma xantana, a goma de alfarroba, o amido, a quitina, os materiais celulósicos, os derivados da celulose e uma série de outros materiais têm sido investigados e utilizados como modificadores da taxa de libertação de fármacos em vários tipos de formas de dosagem oral de libertação controlada. A goma xantana, a hidroxipropilmetilcelulose e o quitosano foram utilizados como retardadores da taxa de libertação do fármaco neste estudo.

Os comprimidos de matriz foram preparados pelo método de granulação húmida. Verificou-se que os grânulos e os comprimidos tinham boas propriedades físicas. Para compreender e elucidar o mecanismo de libertação do fármaco, foram aplicados vários modelos matemáticos aos dados de libertação do fármaco. Os perfis de libertação do fármaco foram muito bem explicados por diferentes modelos, incluindo a equação clássica de Higuchi. O mecanismo de libertação do fármaco foi anómalo em vários graus. Espera-se que as gomas e os polímeros que contêm celulose libertem o fármaco através de uma combinação de difusão, dilatação ou erosão. No caso de um fármaco solúvel em água contido numa matriz de polímero expansível em água, a difusão está sempre envolvida no curso de libertação do fármaco, que foi aqui exibido.

Neste estudo, a formulação n.º A3 apresenta resultados mais adequados em comparação com os resultados das outras formulações.

Palavras chave:HPLC,HPMC,AUMC,Polímeros naturais,Quitosano

CAPÍTULO 1

INTRODUÇÃO

1.1 Introdução

Desde a antiguidade que a humanidade tem vindo a utilizar remédios naturais à base de plantas em forma bruta para curar doenças. Naturalmente, a via comum de administração de medicamentos tem sido a oral para doenças comuns e a tópica para feridas e problemas superficiais. Ao longo do tempo, várias outras vias de administração de medicamentos entraram em prática. Atualmente, estão a ser utilizadas vias muito especializadas, por exemplo, a injeção intra-cardíaca e os comprimidos sublinguais. Apesar de todo o desenvolvimento e crescimento neste domínio, a via oral continua a ser a via de administração de medicamentos preferida pelos doentes e pelos médicos e, por conseguinte, o comprimido continua a ser a forma de dosagem comercializada mais popular, devido à facilidade de administração sem a utilização de qualquer equipamento ou pessoal especializado (Ravi et al., 2008).

Os produtos orais de libertação controlada têm atraído a atenção dos cientistas de formulações nas últimas três décadas devido a uma série de vantagens que oferecem (Abd-el-Kader et al., 2007; Agrawal et al., 2004; Mitrevej et al., 2001; Tahara et al., 1995; Langer e Peppas 1981). Na prática, o termo "libertação controlada" pode ser utilizado para os sistemas que apresentam algum tipo de "controlo" sobre a libertação do fármaco, por exemplo, controlo sobre o local de libertação do fármaco, como nas formas de dosagem com revestimento entérico, controlo sobre a libertação lenta e contínua do fármaco a partir da forma de dosagem, como nos sistemas de libertação sustentada, ou libertação orientada do fármaco para um órgão específico. Os termos libertação controlada, libertação prolongada, libertação de ação prolongada e libertação sustentada são utilizados indistintamente para as formas de dosagem que proporcionam efeitos terapêuticos prolongados através da libertação contínua do ingrediente farmacêutico ativo (API) durante um período de tempo mais longo após a administração de uma única unidade de dosagem.

1.1.1 Vantagens das formas de dosagem de libertação controlada:

Os princípios subjacentes ao desenvolvimento de uma forma de dosagem de libertação sustentada são a alteração do comportamento farmacocinético e farmacodinâmico no organismo. A forma de dosagem de libertação sustentada é concebida de modo a que a libertação do ingrediente farmacêutico ativo (API) dependa da conceção da forma de dosagem e não de qualquer das propriedades físico-químicas inerentes ao(s) ingrediente(s) ativo(s).

As formulações de libertação controlada têm muitas vantagens em relação às formas de dosagem convencionais. Alguns exemplos incluem:

1. A flutuação do nível plasmático do fármaco e/ou do nível dos metabolitos é menor do que a do padrão típico de dentes de serra das doses múltiplas. Este facto ajuda a reduzir os efeitos secundários adversos/tóxicos.

2. A quantidade total de fármaco administrado é reduzida na forma de libertação sustentada em comparação com a forma de dosagem convencional para atingir o nível terapêutico clínico comparável.

3. Os fármacos de elevada potência podem ser tornados mais seguros e localizados; os seus efeitos sistémicos indesejáveis podem ser minimizados (Lachman et al., 1990).

4. Estas são económicas em comparação com as formas de dosagem convencionais devido a um menor número de doses necessárias por regime de dosagem.

5. A adesão dos doentes é melhorada devido ao facto de as doses por regime de dosagem serem menos frequentes.

1.1.2 Desvantagens das formas de dosagem de libertação controlada:

As formas de dosagem de libertação controlada têm algumas desvantagens. Geralmente, apresentam uma correlação in vitro-in vivo (IVIV) variável entre indivíduos devido às diversas condições fisiológicas e patológicas do doente, o que leva a níveis plasmáticos imprevisíveis do fármaco. Por vezes, necessitam de equipamento especializado para o seu fabrico. A terapêutica não pode ser interrompida imediatamente em caso de efeitos adversos graves. Há menos espaço para o ajuste da dosagem. As formas de dosagem de libertação controlada não podem ser utilizadas para os doentes cujos estados de doença exigem uma alteração do regime de dosagem normal.

Vários factores, como a motilidade, o pH e o conteúdo do trato gastrointestinal (TGI), podem afetar a libertação do fármaco e o tempo de trânsito da forma de dosagem de RC. Para controlar a libertação do fármaco e o tempo de trânsito da forma de dosagem através do TGI, estes factores devem ser tidos em conta (Gupta e Robison).

Fig. 1.1: *Perfil de libertação do fármaco da forma de dosagem convencional e de libertação sustentada*

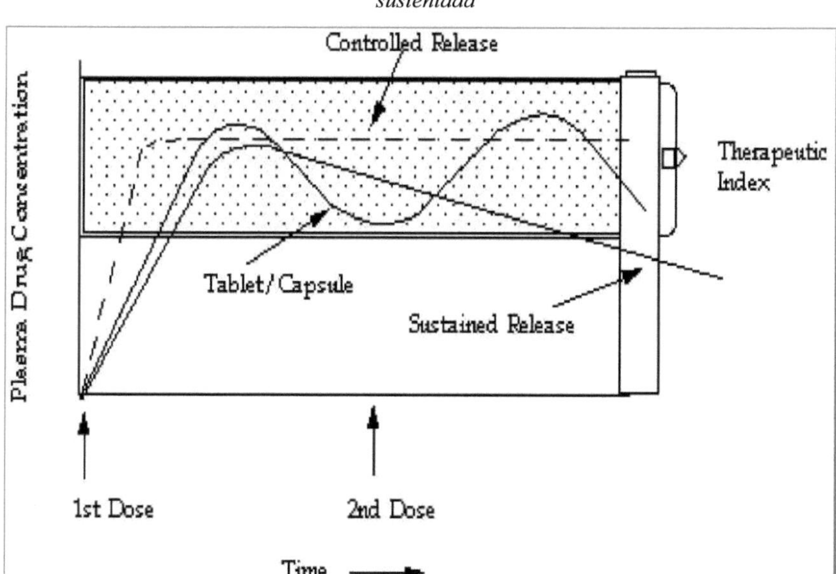

1.1.3 Factores que afectam a libertação de medicamentos a partir de formas de dosagem de libertação controlada:

Vários factores relacionados com a fisiologia do doente e com a forma de dosagem afectam a libertação do fármaco a partir dos sistemas de administração de fármacos CR. A motilidade do TGI, a taxa de trânsito, o conteúdo e a presença de outros fármacos no TGI podem afetar a libertação do fármaco. O tempo médio de trânsito do alimento da boca para o reto no TGI é de 24 horas na população normal (Hinton et al., 1969). Se se assumir que o tempo de trânsito da maioria dos fármacos através da sua janela de absorção é de 8 a 12 h, então a semi-vida biológica para absorção deve ser de 3 a 4 h. Se a taxa de libertação for demasiado lenta, o fármaco passará através da janela de absorção antes de estar concluída a libertação do fármaco a partir da forma de dosagem (Gad 2008). Dependendo das condições do estômago, o fármaco pode ser retido no estômago entre alguns minutos e algumas horas. Normalmente, nos seres humanos, o tempo médio de esvaziamento gástrico é de cerca de 2 horas (Supe et al., 1986), mas uma refeição rica em gordura pode atrasar o esvaziamento do estômago durante 3 a 5 horas. No estômago, o fármaco é exposto a sucos gástricos que fornecem acidez e determinadas enzimas digestivas. Depois de passar pelo esfíncter pilórico, é suscetível de sofrer os efeitos de lixiviação dos fluidos intestinais. Os movimentos peristálticos, a lipase e a amilase ajudam na digestão do conteúdo. O nível plasmático do fármaco depende basicamente de dois processos: a libertação do fármaco a partir da forma de dosagem e a absorção do fármaco a partir do TGI. Ambos os processos são afectados por processos fisiológicos farmacêuticos e .

Para desenvolver uma forma de dosagem de libertação sustentada, deve considerar-se a localização no TGI do local de absorção preferido para o fármaco em causa. O tempo de trânsito do conteúdo do TGI do estômago para o intestino grosso é normalmente de três horas (Davis et al., 1986), enquanto no cólon pode ser de vinte horas ou mais (Washington et al., 2001).

1.2 Conceber a forma de dosagem de libertação controlada:

Basicamente, há duas abordagens utilizadas para conceber formas de dosagem de libertação controlada: modificação da forma de dosagem e modificação do fármaco.

1.2.1 Modificação da forma de dosagem:

1.2.1.1 Formação de matrizes

1.2.1.2 Contas

1.2.1.3 Comprimidos em camadas

1.2.1.4 Revestimento

1.2.1.5 Reservatório Tipos de sistemas

1.2.1.1 Formação de matrizes:

A formação de matrizes é provavelmente a abordagem mais conveniente e, por conseguinte, mais comum para o fabrico de unidades de dosagem de CR por via oral (Kurahashi et al., 1996; Dhopeshwarkar e Zatz 1993). O método de fabrico é semelhante ao da preparação de comprimidos convencionais, ou seja, por compressão direta (Ceballos et al., 2005), granulação seca (Kleinebudde 2004) e granulação húmida (Faure et al., 2001; Prudat-Christiaens et al., 1996). Para preparar comprimidos de matriz, é utilizado um polímero ou uma mistura de polímeros para criar um núcleo de matriz no qual o API é distribuído. As moléculas ou partículas do IFA ficam rodeadas por uma malha espessa de cadeias de polímeros que retardam a libertação. Quando esta unidade de dosagem entra em contacto com os fluidos biológicos, forma uma estrutura viscosa semelhante a um gel que oferece uma via tortuosa e retarda a libertação do(s) fármaco(s) através dela (Agrawal et al., 2003).

Foram utilizadas diferentes fracções granulométricas de etilcelulose para fabricar comprimidos diretamente comprimidos de um medicamento modelo solúvel em água, a guaifenesina. Verificou-se que os comprimidos que utilizavam a etilcelulose de tamanho de partícula mais pequeno libertavam o fármaco mais lentamente em comparação com os que tinham partículas de etilcelulose mais grossas. Os investigadores explicaram este comportamento de acordo com a "Teoria da Percolação".

De acordo com esta teoria, quando um fármaco solúvel em água e um polímero insolúvel em água são misturados numa matriz, a libertação do fármaco ocorre por difusão das partículas de fármaco através dos capilares formados pelas massas de fármaco interligadas na rede de polímeros. Assim, quanto menor for a dimensão das partículas do polímero, mais elas se compactam e menor é a possibilidade de as partículas de fármaco formarem essas massas interligadas nos espaços entre a rede de polímeros. Isto resulta numa libertação mais lenta do fármaco a partir da matriz (Crowley et al.,

2004).

Os comprimidos de matriz de libertação controlada também foram preparados pelo método de granulação húmida. Os comprimidos de aminofilina foram preparados pelo método de granulação húmida utilizando vários polímeros como agentes retardadores de libertação e bioadesivos. Verificou-se que a libertação do fármaco era mais bem controlada através da combinação de ácido poliacrílico com hidroxipropilmetilcelulose, em comparação com a combinação com carmelose de sódio (Prudat-Christiaens et al., 1996).

1.2.1.2 Contas:

Os grânulos também são fabricados utilizando o mesmo princípio, com uma matriz de polímero retardador de libertação na qual os medicamentos são incorporados. Estes libertam o medicamento segundo o mesmo princípio que os comprimidos com matriz. Os grânulos podem ser fabricados em qualquer tamanho e composição desejados através de uma variedade de métodos, incluindo extrusão e esferonização (Ghebre-Selassie et al., 2003). Foi investigado o efeito de várias formas de propranolol, ou seja, cloridrato de propranolol, maleato de propranolol e base livre de propranolol, em diferentes propriedades de pérolas extrudidas e esferonizadas. As propriedades estudadas incluíram a esfericidade dos grânulos, o diâmetro médio, a morfologia da superfície e o perfil de libertação. Verificou-se que os perfis de libertação para as duas formas de sal eram semelhantes, mas a taxa de libertação da base livre era comparativamente mais lenta (Paker-Leggs e Neau 2008).

1.2.1.3 Comprimidos em camadas

Nesta técnica, os comprimidos são preparados em mais do que uma camada, normalmente por compressão. É preparado um comprimido de camada única e, em seguida, outra camada ou outras camadas são comprimidas sobre ele (Qiu et al., 1998). Uma camada exterior pode envolver completamente uma camada interior, ou as camadas podem estar lado a lado. Neste caso, o princípio consiste em utilizar diferentes tipos de polímeros retardadores da libertação em diferentes camadas, de modo a que estas camadas libertem o seu conteúdo em momentos ou condições diferentes. Por exemplo, os comprimidos podem ser preparados para libertar o fármaco de diferentes camadas a diferentes pH no TGI e uma dose de carga pode também ser incorporada na camada mais externa (Abdul e Poddar 2004; Manuel et al., 2002).

Num outro estudo, foram concebidos três tipos de comprimidos em camadas, um com uma camada de barreira hidrofílica em ambos os lados de uma camada interna de matriz hidrofóbica, o segundo com uma camada de barreira hidrofóbica em ambos os lados de uma camada interna de matriz hidrofóbica e o terceiro com uma camada de barreira hidrofílica e hidrofóbica em cada lado da camada interna de matriz hidrofóbica. Como esperado, a taxa de libertação do fármaco foi mais rápida a partir do primeiro tipo de comprimidos, mais lenta a partir do segundo tipo de comprimidos e a taxa de libertação do terceiro tipo de comprimidos situou-se entre os dois primeiros tipos de comprimidos. Todas as formulações apresentaram um padrão de libertação do fármaco de ordem zero (Qiu et al., 1998).

1.2.1.4 Revestimento

O revestimento é outra forma popular de desenvolver formas de dosagem de libertação sustentada. Através desta técnica, é possível fabricar uma variedade de produtos de libertação sustentada ou temporizada. O revestimento pode ser efectuado por vários métodos. O método mais comum é o revestimento por película. Nesta técnica, uma solução ou dispersão do polímero formador do revestimento é pulverizada sobre o leito do comprimido e simultaneamente seca. Comparativamente, desenvolveram-se novas técnicas de revestimento, por exemplo, o revestimento por compressão (Ugurlu et al., 2007) e o revestimento seco (Ozeki et al., 2004). O princípio consiste em revestir a forma de dosagem com um polímero retardador da taxa de libertação em diferentes quantidades, tipos e/ou espessuras, de modo a que cada camada liberte o seu conteúdo de forma previsível. Os grânulos com diferentes espessuras de revestimento podem ser colocados numa cápsula para obter um perfil de libertação desejado (Kramar et al., 2003).

1.2.1.5 Reservatório Tipos de sistemas

Nos sistemas de reservatórios, o fármaco é agrupado num espaço compacto, rodeado por uma membrana de diferentes tipos e espessuras (Kydonieus 1980). O reservatório do fármaco pode ser constituído por um fármaco concentrado ou diluído em solução, por uma matriz de polímeros contendo um fármaco uniformemente distribuído ou simplesmente por um fármaco sólido. Este reservatório é envolvido por uma parede de polímero que serve para controlar a libertação do fármaco através dele para o meio circundante (Narisawa et al., 1995). O mecanismo de libertação aqui envolvido é a difusão através da membrana intacta (Langer e Peppas 1981); (Ho e Sirkar 1992). Os sistemas de reservatórios podem ser produzidos em diferentes formas de dosagem, por exemplo, comprimidos, esferas e micropartículas. O princípio do sistema de bomba osmótica consiste em utilizar uma membrana semipermeável que envolve o reservatório. A membrana é semipermeável porque a água pode atravessá-la, mas o fármaco dissolvido não. À medida que a água entra no dispositivo, o fármaco dissolvido e/ou as substâncias osmóticas aumentam a pressão osmótica no interior da membrana em comparação com o exterior da membrana. Isto incentiva a entrada de mais água e a pressão hidrodinâmica aumenta no interior da membrana, o que faz com que os ingredientes dissolvidos saiam através de um pequeno orifício na forma de dosagem para o meio circundante. Outra forma de introduzir poros no sistema é utilizar materiais formadores de poros no fabrico da forma de dosagem. Os formadores de poros são materiais solúveis em água que, quando entram em contacto com o meio de libertação, se dissolvem, formando orifícios ou vias que permitem a libertação do fármaco do sistema (Erickson et al., 1982). Normalmente, os polímeros plásticos ou insolúveis em água são utilizados em combinação com os formadores de poros para limitar a área de superfície que se transforma em poros, a fim de controlar a taxa de libertação.

Fig # 1.2 : *Mecanismo de libertação do fármaco pelo sistema de matriz reservatório*

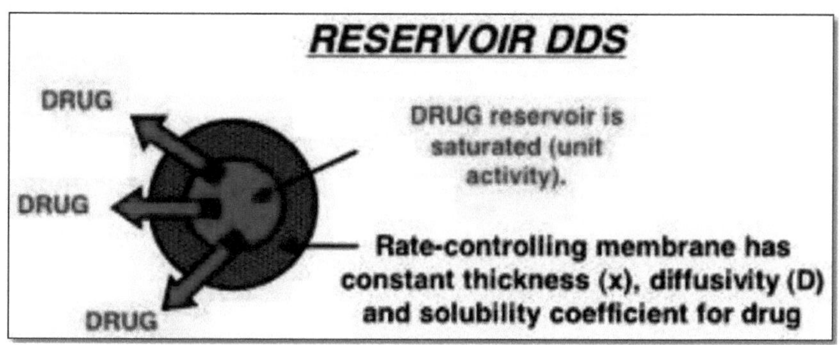

1.2.2 Modificação de medicamentos:

1.2.2.1 Formação de complexos químicos

1.2.2 Formação de complexos fármaco-resina

1.2.2.1 Formação de complexos químicos:

Nesta técnica, é preparado um complexo fármaco-químico que é geralmente reversível. São frequentemente utilizadas resinas para este efeito. Este complexo é fragmentado de novo nos seus componentes no organismo, geralmente por ação enzimática ou por alteração do pH (Jiang e Zhu 2000). Esta abordagem não é nova, mas é particularmente útil na preparação de formas parenterais de depósito, onde se pode conseguir uma libertação sustentada durante meses

Estes complexos são normalmente divididos no TGI por hidrólise seguida de absorção do fármaco. O ácido tânico forma um complexo de tanato com fármacos que contêm aminas. Num estudo, foi desenvolvido um complexo fármaco-resina utilizando o dexometorfano como fármaco modelo, que foi depois revestido com derivados de celulose para obter partículas de libertação sustentada. Os factores que afectam o perfil de libertação foram avaliados e verificou-se que o aumento da relação resina/polímero e da relação núcleo/revestimento, bem como a incorporação de PEG 4000, aumentaram a taxa de libertação (Pongpaibul et al., 1989).

Outros exemplos de agentes complexantes incluem o ácido poligalacturónico, o ácido algínico e o sulfato de arabogalactona (Bogner e Walsh 1964); (Saettone et al., 1989). A bentonite tem sido utilizada para a formação de complexos de fármacos catiónicos que controlam a libertação desses fármacos (O'Donnell e McGinity 1997). A absorção do fármaco depende de duas etapas básicas, ou seja, a dissociação do complexo de fármacos que liberta o fármaco livre e permite a absorção do API. A dissociação pode ser afetada pelo pH, a composição iónica, as enzimas, os sais biliares e a ação de outros factores biológicos. Numa forma de dosagem ideal de libertação sustentada, a libertação do fármaco a partir da forma de dosagem deve depender da taxa de decomposição do complexo, resultante das taxas de dissolução e absorção do API.

As técnicas de polimerização também foram utilizadas para preparar uma forma de dosagem de libertação sustentada, por exemplo, a polimerização em suspensão foi utilizada (Croswell e Becker 1974) para preparar uma forma de dosagem de libertação temporizada e os polímeros de silicone estão agora a ganhar interesse na área da libertação controlada (Mashak e Rahimi 2009). A escolha do agente complexante depende, para além de outros factores, dos requisitos específicos do perfil de libertação in vivo.

1.2.2.2 Formação de complexos fármaco-resina

Exemplos de resinas são copolímeros reticulados de monómeros de estireno ou divinilbenzeno que possuem grupos aniónicos ou catiónicos com contra-iões facilmente substituíveis. Estes grupos estão distribuídos na estrutura dos polímeros. As interações iónicas entre a resina e o fármaco conduzem à formação de um complexo fármaco-resina (Swarbrick 2007b). O fármaco é libertado quando ocorre a troca iónica entre os componentes dos fluidos biológicos e os complexos fármaco-resina. As resinas têm sido utilizadas como agentes de mascaramento do sabor e de controlo da libertação na indústria farmacêutica (Ichikawa et al., 2001).

1.2.3 Técnicas especializadas

1.2.3.1 Sistemas gastro-retentivos

1.2.3.2 Sistemas bioadesivos

1.2.3.3 Sistemas de bombas osmóticas

1.2.3.1 Sistemas gastro-retentivos

As formas de dosagem gastro-retentivas permanecem no estômago durante um período de tempo mais longo e libertam o conteúdo do medicamento no estômago. Se a absorção do fármaco no TGI depende do tempo de trânsito através da sua janela de absorção, quanto mais tempo estiver em contacto com a sua janela de absorção, maiores serão as probabilidades de ser absorvido. Assim, a estratégia seria manter a forma de dosagem no local de absorção ou antes dele durante o tempo necessário. Este facto deu origem ao conceito de gastro-retenção, ou seja, manter a unidade de dosagem no estômago. Normalmente, isso é conseguido através da formulação de uma unidade de dosagem que flutua no estômago, impedindo-a de passar pelo esfíncter pilórico (Yoshida et al., 2011; Jagdale et al., 2009; Whitehead et al., 1998).

Os sistemas multiparticulados passam pelo piloro de forma relativamente uniforme, independentemente da presença de alimentos (Davis et al., 1986). Os comprimidos normalmente não conseguem passar através do piloro constrito com o quimo e têm de esperar até que o piloro esteja relaxado em preparação para as contracções da Fase III (a "onda do caseiro") (Donbrow 1991).

1.2.3.2 Sistemas bioadesivos

Os sistemas bioadesivos criam uma estrutura semelhante a um gel na superfície da forma de dosagem e fixam-se à membrana mucosa. O fármaco é libertado lentamente do dispositivo durante um período de tempo prolongado de uma forma previsível, regida pelos parâmetros da formulação. Polímeros como o quitosano (Felt et al., 1998), o óxido de polietileno (Howard et al., 2006) e os polímeros de ácido poliacrílico (Mizrahi e Domb 2009) foram investigados quanto às suas propriedades bioadesivas. Foi proposto que as propriedades mucoadesivas do quitosano catiónico se devem à formação de forças electrostáticas com cargas negativas da membrana mucosa (Lehr et al., 1992; Park e Robinson 1984). Num estudo (Shimoda et al., 2001), as microesferas mucoadesivas demonstraram boas propriedades de adesão, mas não ajudaram a melhorar a absorção da insulina.

1.2.3.3 Sistemas de bombas osmóticas

Os dispositivos de bomba osmótica libertam o soluto devido à acumulação de pressão osmótica na estrutura da forma de dosagem. A elevada pressão interna pode ser obtida através da preparação de uma solução altamente concentrada do fármaco ou da adição de um agente osmótico ao núcleo (Liu et al., 2000; Langer e Peppas 1981). Por vezes, é utilizado um agente formador de poros na parede circundante para permitir a passagem do fármaco através da parede. Os formadores de poros são agentes solúveis em água que se dissolvem em contacto com o meio de libertação deixando um poro no dispositivo. O meio de libertação entra na forma de dosagem e dissolve o IFA, aumentando assim a pressão no interior da forma de dosagem, o que torna possível a difusão do IFA dissolvido para fora do dispositivo e para o meio circundante. Um dos exemplos de materiais utilizados como formadores de poros em dispositivos de bomba osmótica é o acetato de celulose. O acetato de celulose é utilizado como revestimento semipermeável em comprimidos e implantes do tipo bomba osmótica para libertação sustentada de API (Rowe et al., 2009). Quando uma forma salina de IFA absorve água através de uma membrana semi-permeável, actua também como um sistema de bomba osmótica. É conhecida como "bomba osmótica elementar" (Theeuwes 1975).

Fig. 1.3: ***Mecanismo de libertação do fármaco pelo sistema de bomba osmótica***

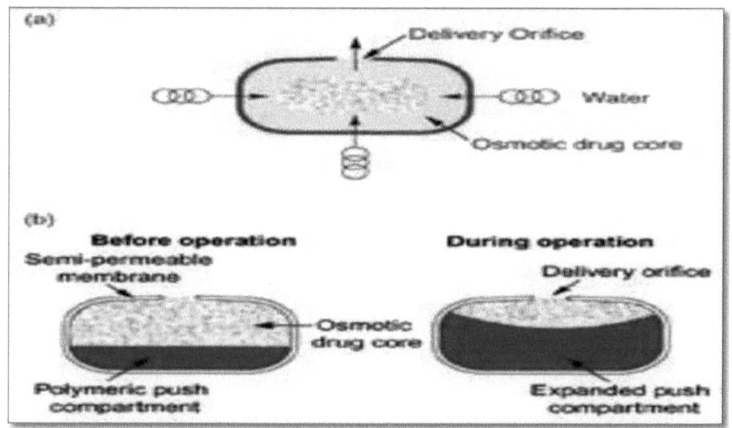

1.3 Polímeros utilizados em formas de dosagem de libertação sustentada

No início dos anos 20, um químico alemão, Hermann Staudinger, alterou a opinião prevalecente de que provavelmente não existe nenhum material com um peso molecular superior a alguns milhares. Descobriu que a borracha e a celulose são constituídas por muitas pequenas unidades repetitivas, os monómeros. Os nomes polímero e monómero provêm das raízes gregas poli (muitos), mono (um) e meros (partes). Um polímero pode ser constituído por milhares de monómeros unidos entre si, formando uma macromolécula, com peso molecular de milhões. Dois monómeros unem-se para formar um dímero e três para formar um trímero. Os tipos de monómeros de um polímero podem ser um ou mais. A maioria dos polímeros naturais é constituída por dois ou mais tipos de monómeros, formando assim um copolímero. Um monómero tem dois ou mais locais de ligação que unem as unidades de repetição para formar cadeias. Os locais de ligação são formados pela remoção de um átomo (H) ou de um grupo (OH) ou pela quebra de uma ligação dupla ou tripla, por exemplo, o etileno, CH2=CH2, que é convertido em grupo etil,-H2C-CH2 Uma forma de dosagem de libertação sustentada desejável tem de ser biocompatível, mecanicamente forte, inerte e fácil de fabricar, incluindo a esterilização, e é ainda melhor se for capaz de uma elevada carga de fármaco. Os monómeros com apenas dois locais de ligação (bifuncionais) formam polímeros de cadeia linear, por exemplo, polietileno e poliestireno, enquanto os monómeros com mais locais de ligação (polifuncionais) formam polímeros ramificados, por exemplo, glicerina e divinilbenzeno. Os polímeros que contêm um único tipo de monómero são designados por "homopolímeros" e os que consistem em mais de um tipo de monómero são designados por "copolímeros". Murano 1998). Para criar um sistema de administração de fármacos deste tipo, foi investigado um vasto número de polímeros, incluindo polímeros naturais, sintéticos e semi-sintéticos, que são atualmente utilizados em formulações de libertação sustentada.

1.3.1 Polímeros naturais

1.3.1.1 Goma guar

1.3.1.2 Goma xantana

1.3.1.3 Carragenina

1.3.1 **Polímeros naturais**

Os polímeros naturais utilizados em formas de dosagem de libertação sustentada incluem, por exemplo, goma de guar, goma xantana, goma de alfarroba, goma karaya e goma arábica. Descrevem-se aqui alguns deles.

1.3.1.1 Goma de guar

A goma guar (figura 1.3) é uma das gomas de sementes naturais, um grupo amplamente distribuído na natureza. É o endosperma moído das sementes de Cyamopsis tetragonolobus. É um polissacárido não iónico e consiste em β-D-manopiranose ligada a 1→ 4 com cadeias laterais de α-D-galactose ligadas a 1→ 6. O rácio entre os dois monossacáridos é próximo de 0,5 (Coviello et al., 2007). Trata-se, portanto, de um galactomanano. A goma guar é um pó branco a branco-acinzentado, inodoro, que produz suspensões hidrocoloidais viscosas em água. A viscosidade do líquido depende da temperatura, da concentração e do tempo. A goma de alfarroba tem um efeito sinérgico na viscosidade. A viscosidade é um dos factores importantes que afectam a libertação do fármaco do sistema de matriz hidrofílica (Kurahashi et al., 1996; Bonferoni et al., 1992). A goma de guar em pó está disponível em diferentes tamanhos de partículas e graus de viscosidade. A goma de guar tem muitas aplicações nas indústrias alimentar e farmacêutica. Nos alimentos, é utilizada em molhos para saladas, como substituto de gorduras e em gelados para evitar a recristalização da água.

1.3.1.2 Goma xantana

A goma xantana é um heteropolissacárido aniónico, extracelular e hidrofílico produzido pela bactéria gram-negativa Xanthomonas compestris. Trata-se de um derivado celulósico que contém uma cadeia lateral de ácido glucurónico e manose. É utilizado em produtos alimentares e cosméticos pelas suas propriedades gelificantes e emulsionantes. Tem a vantagem de ser altamente expansível, proporciona uma libertação independente do pH e tem sido investigada para utilização em formulações farmacêuticas de libertação controlada (Varshosaz et al., 2006b; Verhoeven et al., 2006). A sua espinha dorsal é constituída por unidades de D-glucose unidas por ligações β-1,4, às quais se liga em cada repetição de glucose o ácido β-D-manose- (1,4)-β-D-glucurónico-(1,2)-α-D-manose. As cadeias poliméricas da goma xantana podem existir em solução sob a forma de hélices simples, duplas ou triplas, que se emaranham com outras cadeias para formar uma rede, resultando numa solução viscosa. A goma xantana foi descoberta na década de 1950 pelo Departamento de Agricultura dos Estados Unidos durante um esforço para selecionar micróbios que produziam gomas.

1.3.1.3 Carragenina:

A carragenina é um polissacárido natural obtido a partir de algas vermelhas, família Rhodophyceae, com a ajuda de extração por soluções alcalinas quentes. É constituída por uma espinha dorsal de unidades monoméricas de β-D-galactose e 3,6-anidro-α-D-galactose ligadas por ligações $\alpha,1\rightarrow 3$ e $\beta,1\rightarrow 4$. Existem três tipos diferentes de carragenina (figura 1.5 a, b e c) identificados em grande parte com base no seu teor de grupos sulfato, nomeadamente a carragenina iota, a carragenina kappa e a carragenina lambda. A carragenina lambda (λ-carragenina) contém aproximadamente 35% em peso de grupos éster de sulfato e não contém 3, 6-anidrogalactose. A carragenina Iota (ι-carragenina) contém 32%, em peso, de grupos éster de sulfato e cerca de 30% de 3,6-anidrogalactose. A carragenina Kappa (κ-carragenina) contém aproximadamente 25% em peso de grupos éster de sulfato e 34% de 3,6-anidrogalactose. A λ-carragenina é um polímero não gelificante, a ι-carragenina forma géis e a κ-carragenina forma géis fortes (Rowe et al., 2009).

1.3.2 **Polímeros sintéticos:**

Os polímeros sintéticos não são habitualmente utilizados em formas de dosagem de libertação sustentada devido ao seu elevado custo. Exemplos de polímeros sintéticos utilizados em formas de dosagem de libertação sustentada são o carbómero (polímeros de ácido acrílico reticulado), polímeros de ácido metacrílico, por exemplo, (poli(ácido metacrílico, metacrilato de metilo) e poliésteres alifáticos, por exemplo, poli(lactido), poli(glicolida), poli(lactido-co-glicolida).

1.3.2.1 Carbómeros

1.3.2.2 Polimetacrilatos

1.3.2.3 Poliésteres alifáticos

1.3.3 Polímeros naturais modificados

1.3.2.1 Carbómeros

Trata-se de polímeros sintéticos de ácido acrílico reticulado de elevado peso molecular. As unidades de ácido acrílico são reticuladas com alil sacarose ou alil pentaeritritol. Possuem 52-68% de grupos de ácido carboxílico (calculados em base seca). Está disponível sob a forma de pó branco e fofo, de natureza ácida e higroscópica e com um odor suave caraterístico. Também está disponível na forma granular. Incham de forma notável na água, uma vez que possuem uma rede tridimensionalmente reticulada. Os carbómeros formam dispersões coloidais ácidas em água. Após neutralização, a sua dispersão coloidal forma um gel altamente viscoso. Apresentam viscosidade máxima a pH 6-11.

1.3.2.2 Polimetacrilatos:

Trata-se de polímeros sintéticos, neutros, catiónicos ou aniónicos, constituídos por metacrilatos de dimetilaminoetilo, ácido metacrílico e ésteres metacrílicos em proporções variáveis. Está disponível comercialmente uma variedade de graus diferentes sob a forma de pó, grânulos, dispersão aquosa ou solução orgânica. Estes diferem uns dos outros em termos de peso molecular, solubilidade, permeabilidade aos solventes e utilização na formulação. O solvente orgânico comummente utilizado é a acetona: propan-2-ol em 60:40. Eudragit E é um polímero catiónico solúvel em solução tampão até pH 5. Eudragit L e S são copolímeros aniónicos de ácido metacrílico e metacrilato de metilo. São solúveis a pH 6-7. Estes polímeros formam sais com álcalis que são insolúveis no fluido gástrico e solúveis no meio intestinal. O Eudragit L100 e o S100 são pós brancos de fluxo livre.

Os polímeros formados pela copolimerização de ésteres de ácido acrílico e de ácido metacrílico são designados por tipos Eudragit RL e RS. O Eudragit RL e o RS diferem na sua percentagem de grupos funcionais. O tipo RL tem 10% de grupos funcionais de amónio quaternário e o tipo RS tem 5% destes grupos funcionais. O tipo RL é relativamente mais permeável à água do que o tipo RS. Devido à permeabilidade à água e à solubilidade modificáveis, estes polímeros são utilizados como revestimentos de libertação controlada em formas de dosagem oral. Também têm sido utilizados em formas de dosagem de libertação controlada do tipo matriz (Ceballos et al., 2005; Ruckmani et al., 2000) e em microesferas de libertação sustentada (Wu et al., 2003).

1.3.3 Polímeros naturais modificados:

Estes são obtidos por modificação parcial de polímeros naturais, por exemplo, derivados da celulose ou gomas guar e xantana modificadas. A celulose é o polímero natural mais abundante e encontra-se na vegetação. Os derivados da celulose incluem a hidroxipropilmetilcelulose, a metilcelulose, a etilcelulose e a carboximetilcelulose sódica.

1.3.3.1 Hidroxipropilmetilcelulose

1.3.3.2 Acetato de celulose

1.3.3.3 Quitosano

1.3.3.4 Carboximetil guar de sódio

1.3.3.1 Hidroxipropilmetilcelulose:

A hidroxipropilmetilcelulose (HPMC) é um pó branco a esbranquiçado, fibroso ou granular, inodoro e insípido. Forma soluções coloidais em água fria e é insolúvel em solventes orgânicos em geral, mas solúvel em algumas misturas de solventes orgânicos (por exemplo, uma mistura de etanol e diclorometano). Está disponível numa vasta gama de graus de viscosidade. É um material não tóxico e não irritante e tem o estatuto GRAS (geralmente considerado seguro). É um material estável em condições normais de armazenamento e as soluções são estáveis a pH 3-11, mas higroscópicas após secagem. É um polímero não iónico e não forma complexos com sais metálicos (Rowe et al., 2009).

É um dos polímeros mais utilizados em formulações alimentares, cosméticas e farmacêuticas. As propriedades gelificantes do HPMC são muito úteis na elaboração de formulações de libertação sustentada. A HPMC hidrata-se e incha, formando um gel viscoso que permite que o fármaco se difunda lentamente através dele. Em comprimidos, é utilizada como aglutinante (Chowhan 1980) e agente de revestimento de película (Rowe 1986; Banker et al., 1981; Rowe 1980). Para utilização como aglutinante, normalmente é suficiente uma concentração de 2-5%. Tem sido amplamente utilizado e investigado como formador de matriz em formulações de comprimidos de libertação sustentada (Varshosaz et al., 2006a; Varshosaz et al., 2006b; Dahl et al., 1990; Hogan 1989).

1.3.3.2 Acetato de celulose:

O acetato de celulose é um derivado de celulose obtido por acetilação parcial ou total de grupos hidroxilo. O acetato de celulose está disponível em diferentes percentagens de grupos acetilo e hidroxilo e em diferentes pesos moleculares e graus de viscosidade. Apresenta-se sob a forma de pó branco a esbranquiçado, insípido, inodoro ou com um ligeiro odor a ácido acético, higroscópico e de fluxo livre. Também está disponível em flocos e granulados. O acetato de celulose é um material estável, não tóxico e não irritante. A solubilidade é afetada pelo teor do grupo acetilo, mas geralmente é solúvel em misturas de acetona e água e em alguns outros solventes orgânicos.

O acetato de celulose é habitualmente utilizado numa variedade de formas de dosagem farmacêuticas.

Tem sido utilizado na administração transdérmica de medicamentos (Rao e Diwan 1997), no revestimento de películas de comprimidos (Wheatley 2007). Tem sido utilizado em formas de dosagem de libertação prolongada numa variedade de formulações: como comprimidos de matriz diretamente comprimidos (Yuan e Wu 2000), como membrana semipermeável em sistemas de libertação de fármacos do tipo bomba osmótica (Meier et al., 2004; Theeuwes 1975), e utilizado para formular micropartículas de libertação sustentada de fármacos (Soppimath et al., 2001).

1.3.3.3 Quitosana:

O quitosano é um copolímero de glucosamina e N-acetilglucosamina preparado por desacetilação parcial da quitina, um polissacárido obtido a partir das carapaças de crustáceos (Zivanovic et al., 2007), como camarões, caranguejos e lagostas. A quitina é o segundo polissacárido mais abundante na natureza. A quitina é insolúvel em água enquanto tal, mas a dacetilação parcial cria grupos amina suficientes na sua estrutura para a tornar solúvel em água em meios ácidos. O quitosano está disponível em pesos moleculares de 10 000 a 1 000 000 em DD (grau de desacetilação) variável e vários graus de viscosidade (Genta et al., 1998).

Tem cadeias lineares com grupos hidroxilo e amina (Singla e Chawla 2001). Os grupos amina reagem quimicamente, por exemplo, sofrem N-acetilação, com espécies aniónicas que resultam em alterações das propriedades físico-químicas do produto combinado. As propriedades funcionais do quitosano estão relacionadas com o comprimento da cadeia, a densidade de carga e a distribuição de carga (Dodane e Vilivalam 1998). É incompatível com agentes oxidantes fortes, por exemplo, peróxidos e permanganatos. Os factores que afectam a sua utilização em formulações são a forma de sal, o peso molecular, o grau de viscosidade, a DD e o pH a que é utilizado (Singla e Chawla 2001).

1.3.3.4 Carboximetil Guar Sódico:

Para ultrapassar algumas das desvantagens associadas à goma de guar, como a suscetibilidade ao crescimento microbiano, as caraterísticas de inchamento descontrolado e a diminuição da viscosidade a temperaturas mais elevadas (Altaf et al., 1998) e para melhorar o seu desempenho, a goma de guar foi modificada num sal de sódio. O carboximetil guar sódico (CMGS) foi investigado pela sua potencial utilização em formas de dosagem farmacêutica. A CMGS foi investigada na preparação de adesivos transdérmicos de cloridrato de verapamil e provou não ser irritante (Paranjothy e Thampi 1997). Também foi estudado como formador de película numa formulação que continha sulfato de tervutalina como fármaco modelo. Tanto a pH 5 como a pH 10, obteve-se uma libertação de ordem zero com diferentes constantes de taxa de eliminação (Murthy et al., 2004). Foi investigado (Bashir e Nanjundaswamy 2009) como material de sustentação da libertação do fármaco em comprimidos matriciais de cloridrato de propranolol e obteve-se um perfil de libertação de doze horas (Gudman e Gilman 2001; Dukes 1980).

1.4- Famotidina:

Os antagonistas dos receptores H2 da famotidina (vulgarmente designados por bloqueadores H2) eram os medicamentos mais frequentemente prescritos em todo o mundo (ver Utilizações clínicas). Com o reconhecimento do papel do H pylori na doença ulcerosa (que pode ser tratada com terapia antibacteriana adequada) e o advento dos inibidores da bomba de protões, a utilização de bloqueadores H2 prescritos diminuiu acentuadamente(katazung pharmacology)

O antagonista dos receptores H2 da histamina. A famotidina actua seletivamente sobre os receptores H2 no estômago, nos vasos sanguíneos e noutros locais, mas não tem qualquer efeito sobre os receptores H1. São antagonistas competitivos da histamina e são totalmente reversíveis. (Lipponcot farmacologia)

1.4.1 Farmacodinâmica:

Os antagonistas H2 exibem uma inibição competitiva no recetor H2 das células parietais e suprimem a secreção ácida estimulada pelas refeições e basal de uma forma linear e dependente da dose. São altamente selectivos e não afectam os receptores H1 ou H3. Os antagonistas H2 reduzem a secreção ácida estimulada pela histamina, bem como pela gastrina e pelos agentes colinomiméticos, através de dois mecanismos. Em primeiro lugar, a histamina libertada das células ECL pela gastrina ou pela estimulação vagal é impedida de se ligar ao recetor H2 das células parietais. Em segundo lugar, a estimulação direta da célula parietal por gastrina ou acetilcolina resulta na diminuição da secreção ácida na presença de bloqueio do recetor H2. Parece que os níveis reduzidos de AMPc nas células parietais atenuam a ativação de proteínas cinases pela gastrina ou acetilcolina ativação intracelular de proteínas cinases pela gastrina ou acetilcolina. (katazung pharmacology).

1.4.2 Farmacocinética:

A famotidina é rápida mas incompletamente absorvida a partir do trato gastrointestinal com concentrações máximas no plasma que ocorrem 1 a 3 horas após as doses orais. A biodisponibilidade da famotidina oral é de cerca de 40 a 45% e não é significativamente afetada pela presença de alimentos. A semi-vida de eliminação do plasma é de cerca de 3 horas e é prolongada em caso de insuficiência renal. A famotidina está fracamente ligada, cerca de 15 a 20%, às proteínas plasmáticas. Uma pequena proporção de famotidina é metabolizada no fígado em S-óxido de famotidina. Cerca de 25 a 30% de uma dose oral, e 65 a 70% de uma dose intravenosa, é excretada inalterada na urina em 24 horas, principalmente por secreção tubular ativa. A famotidina também é encontrada no leite materno...

1.4.2.1 Parâmetros farmacocinéticos:

1.4.2.1.1 Biodisponibilidade: 40-45%

1.4.2.1.2 Meia-vida: 2,5- 4,0 horas.

1.4.2.1.3 Ligação às proteínas: 15-22%

1.4.2.1.4 Volume de distribuição: 1,1-1,4 (L/kg)

1.4.2.1.5 Tempo de pico (t max): 1,0-3,5 horas

1.4.2.1.6 Eliminação renal: 65-70 %

1.4.2.2 Distribuição no leite materno:

O pico de concentração de famotidina no leite materno, que ocorreu em 8 mulheres 6 horas após uma dose oral de 40 mg, foi semelhante ao pico de concentração plasmática que ocorreu 2 horas após a dose 1

1.4.2.3 Recirculação entero-hepática;

Alguns indivíduos apresentam um segundo pico na concentração plasmática de famotidina, que pode ser devido à recirculação entero-hepática. No entanto, um máximo de 0,43% de uma dose de famotidina foi excretado na bílis de 2 doentes após doses únicas de 20 mg por via intravenosa ou 40 mg por via oral, indicando que não ocorreu recirculação significativa. A famotidina é semelhante à ranitidina na sua ação farmacológica, mas é 20 a 50 vezes mais potente do que a cimetidina e 3 a 20 vezes mais potente do que a ranitidina.(Martindale drug reference)

1.4.3 Efeitos farmacológicos

No TGI, inibe a secreção de ácido gástrico estimulada pela histamina, gastrina, insulina, cafeína, fármacos musculares e estimulação vagal. A famotidina não tem qualquer efeito no metabolismo hepático dos fármacos. A famotidina raramente aumenta a prolactina sérica e altera o metabolismo dos estrogénios nos homens.

1.4.4 Utilização clínica:

1- Úlcera duodenal

2- Úlcera gástrica benigna

3- Úlcera estomacal

4- Síndrome de Zollinger Ellison

5- Esofagite reflexa

1.4.5 Efeitos adversos:

SNC:Cefaleias, alucinações, delírio, tonturas.

Cvs:Bradicardia, Angioedema.

GIT :Diarreia, obstipação.

Fígado: anomalias, iterícia colestática, enzimas hepáticas

Outros;anorexia, fadiga, erupção cutânea, anafilaxia, boca seca, cãibras musculares.

1.4.6 Contraindicação:

Lactaion.

1.4.7 Precauções:

1- renal imparid

2-Carcinoma gástrico

3-Gravidez

1.4.8 DOSE:20-40 mg(Bnf)

20 mg BD por via oral

40 mg à hora de deitar.

1.4.9 Interação medicamentosa:

A famotidina não inibe o citocromo P450, pelo que se considera que tem pouco efeito no metabolismo de outros fármacos. No entanto, tal como outros antagonistas H2, os seus efeitos sobre o H gástrico podem afetar a absorção de alguns outros medicamentos. (Martindale drug reference)

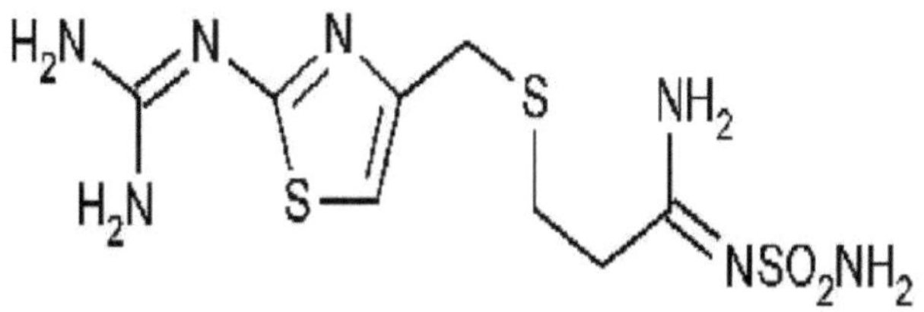

Estrutura da Famotidina

CAPÍTULO 2

REVISÃO DA LITERATURA:

A terapia combinada é mais vantajosa do que a terapia com um único medicamento para o tratamento de muitas doenças, como a hipertensão. O amido pré-gelatinizado como desintegrante e o fosfato de cálcio dibásico para retardar a libertação do fármaco foram utilizados para a preparação de comprimidos matriciais contendo dois fármacos, a indapamida e o atenolol, utilizando hidroxipropilmetilcelulose como material de revestimento de película. Foi obtida uma libertação completa de ambos os fármacos a partir de comprimidos de libertação sustentada ao fim de 24 horas, o que prova a adequação de todos estes materiais para a preparação de comprimidos. (Pundir, S., & Badola, A2013). A famotidina 3- ({2-(diaminometiliddeno) amino)- 1,3tiazol, 4il}metil)sulfanil)-N'-sulfamoilpropanimidemida (figura 1), é um antagonista do recetor H2. A famotidina é utilizada por via oral no tratamento da úlcera duodenal ou gástrica ativa, da doença de refluxo gastroesofágico, da doença de refluxo esofágico erosivo diagnosticada endoscopicamente, da esofagite erosiva diagnosticada endoscopicamente e como terapêutica de manutenção da úlcera duodenal. A Famotidina oral é também utilizada no tratamento de condições patológicas hipersecretoras gastrointestinais. A Famotidina IV é utilizada em indivíduos hospitalizados com estados patológicos GI hipersecretores ou úlceras intratáveis, ou quando a terapêutica oral não é viável. A semi-vida plasmática após uma dose oral única é de 2,5-3,5 horas. O sucesso da terapêutica depende tanto da seleção do sistema de administração adequado como do próprio fármaco. As formas de dosagem de libertação sustentada são concebidas para complementar a atividade farmacêutica do medicamento, a fim de obter uma melhor seletividade e uma duração de ação mais longa. Assim, a Famotidina é escolhida como um candidato adequado para o sistema de libertação sustentada de fármacos

A hipertensão pode ser tratada utilizando o cloridrato de labetalol, cujo metabolismo de primeira passagem é muito elevado e a semi-vida é curta. Foram preparados comprimidos de libertação controlada de 100 mg de cloridrato de labetalol e o polímero principal para controlar a libertação do fármaco foi a HPMC. A hidroxietilcelulose e a hidroxipropilcelulose foram incluídas adicionalmente na formulação para estudar o efeito destes polímeros. O polímero padrão foi utilizado numa quantidade fixa em todos os lotes, enquanto a HPC e a HEC foram utilizadas em concentrações variáveis. Concluiu-se do estudo de dissolução que a HPC e a HPMC controlaram suficientemente a libertação do fármaco do que a HEC com HPMC na formulação. (Joel, A. 2013)

O teor total de polímero foi selecionado como 30, 35 e 40 por cento para formular os comprimidos de libertação sustentada de ácido mafenémico. A hidroxipropilmetilcelulose foi utilizada numa concentração de 20%, que foi padrão em todas as formulações, enquanto foram utilizadas concentrações variáveis de hidroxietilcelulose e hidroxipropilcelulose. A libertação do fármaco foi controlada eficazmente utilizando a combinação de HPMC com hidroxipropilcelulose. (Joel.A e Naresh.C 2013)

Foram utilizados dois polímeros para conceber um sistema de libertação prolongada de sulfato de salbutamol, um agente simpaticomimético. Foram incorporadas concentrações variadas dos polímeros goma xantana e hidroxipropilmetilcelulose para formular os comprimidos de libertação sustentada. O comportamento de libertação controlada eficiente foi alcançado pela formulação que continha HPMC e goma xantana na proporção de 2:3. (Malodia et al., 2013)

A mucilagem de Abelmoschus esculentus foi extraída para investigar a sua atividade de controlo da libertação de fármacos. Para atingir este objetivo, o pó de mucilagem de Abelmoschus esculentus foi utilizado para fabricar comprimidos de libertação sustentada de diclofenac. Os resultados mostraram a adequação da goma como polímero retardador de taxa e a difusão não Fickian foi o mecanismo para liberar a droga por todas as formulações. (Devi et al., 2013)

A asma, uma doença inflamatória, requer um tratamento contínuo com medicamentos e o salbutamol é um dos medicamentos antiasmáticos. A fim de obter um comportamento de libertação controlada do fármaco, este foi misturado com HPMC de diferentes graus e também com etilcelulose para desenvolver comprimidos de matriz. Os resultados mostraram que os parâmetros satisfatórios de pré e pós-compressão foram alcançados e o efeito de controlo da taxa prolongada foi obtido pela formulação com HPMC K100M. (Mote et al., 2013)

A incorporação de goma xantana como material de formação da matriz pelo método de evaporação de solvente e granulação húmida foi estudada quanto à sua eficácia no controlo da libertação do fármaco. Para este efeito, foi selecionado um fármaco antiemético, a domperidona, e os dois métodos de preparação de comprimidos foram também comparados quanto à sua eficácia. A utilização de uma parte de fármaco e duas partes de polímero na formulação mostrou uma libertação prolongada do fármaco até 20 horas quando preparado pelo método de granulação húmida. O método de evaporação do solvente utilizando a mesma quantidade de fármaco e polímero manteve o efeito durante mais de 18 horas. Além disso, ficou provado que, ao adotar o método de evaporação do solvente, foi observado um perfil de libertação constante e regular, em comparação com o método de granulação húmida, que mostrou uma pequena flutuação na libertação do fármaco. (Sadozai et al., 2013)

A levofloxacina na dosagem de 250 mg foi formulada como comprimido matriz utilizando goma karaya, xantana e guar para ver o efeito das proporções dos polímeros na libertação do fármaco. Entre todas as formulações, a melhor foi a que continha uma quantidade igual de três polímeros na dosagem de 40 mg e libertou quase 99% do fármaco ao fim de 12 horas. (Krishnarajan et al., 2013)

É possível produzir uma forma de dosagem de libertação sustentada reprodutível aplicando a química do polímero utilizado no desenvolvimento da forma de dosagem. Embora diferentes factores externos, como o pH, as enzimas, etc., possam afetar a taxa de libertação do fármaco, o principal fator que afecta a libertação é o sistema de entrega. O carvedilol, um fármaco anti-hipertensivo, foi formulado como comprimidos de libertação sustentada utilizando methokel K15M e mostrou perfis de libertação bem sucedidos durante períodos de tempo prolongados e outros parâmetros dos comprimidos também se encontravam dentro de limites aceitáveis. (Rahela, U et al., 2013)

A mistura de polímeros pode ser utilizada para libertar o fármaco a uma taxa controlada, pelo que o carbopol, o HPMC K4M e o K15M foram selecionados como polímeros para a preparação de comprimidos de libertação prolongada de clorzoxazona. Foi demonstrado que a mudança do tipo de polímero pode alterar a taxa de libertação do fármaco. A libertação uniforme do fármaco foi obtida utilizando uma mistura de HPMC K4M ou K15M e carbopol na formulação. (Atram et al., 2013)

Os substituintes metoxilo e hidroxipropilo estão presentes na hidroxipropilmetilcelulose e estes substituintes afectam a taxa de hidratação do polímero. Devido à variedade de graus de HPMC, a sua utilização como polímero de controlo da taxa é vasta. Decidiu-se preparar o flurbiprofeno como comprimidos de matriz utilizando dois graus de polímero HPMC K4M e K100M. Em 24 horas, a libertação completa e regular do fármaco foi obtida com uma formulação contendo 7,5% de K4M e a mesma quantidade de K100M na mesma formulação. (Radhika et al., 2013)

Os polímeros insolúveis em água enfrentam alguns problemas quando utilizados para preparar os comprimidos de matriz de libertação sustentada, um dos quais é o facto de a taxa de libertação do fármaco ser controlada através da incorporação de uma concentração elevada do polímero. Por conseguinte, foi utilizada uma modificação do método de granulação húmida para desenvolver a forma de dosagem de flurbiprofeno, na qual o excepiente insolúvel em água foi misturado com o fármaco e os polímeros eudragit RS 100 e etilcelulose foram utilizados numa solução de solvente orgânico para preparar os comprimidos. Os grânulos mostraram uma grande melhoria nas suas propriedades de fluxo e também a libertação do fármaco dos comprimidos foi prolongada utilizando este método. (EL-GARHY.O.H 2013)

Os comprimidos de matriz de Famotidine foram preparados utilizando Eudragit RSPO e Eudragit RLPO. Foram utilizadas três técnicas para a formulação dos comprimidos. Estas foram a dispersão sólida, a granulação húmida e a compressão direta. Após a formulação dos comprimidos através destes métodos, a formulação mais óptima foi modificada pela adição de uma camada de libertação rápida. Todos os comprimidos apresentaram resultados adequados nos testes físicos. Os estudos de libertação do fármaco indicaram que a libertação do fármaco foi mais retardada utilizando eudragit RSPO do que eudragit RLPO e que a técnica de preparação mais adequada foi a dispersão sólida. Além disso, foi obtida uma libertação prolongada até 24 horas com um comprimido de dupla camada. (Mohsen et al., 2012)

O pó de mucilagem de Plantago ovate foi utilizado como retardador da taxa de libertação natural numa tentativa de formular comprimidos de libertação sustentada de Famotidina. O estudo teve como objetivo verificar o efeito do polissacarídeo Plantago ovate no perfil de libertação do fármaco e comparar a sua eficácia com o polímero hidrofílico HPMC K4M. A compatibilidade do fármaco com a mucilagem foi verificada por estudos FTIR. Foram efectuados todos os testes físicos dos comprimidos, cujos resultados se situaram dentro dos limites aceitáveis. Os estudos de libertação do fármaco mostraram que a formulação preparada com Plantago ovate manteve a taxa de libertação até 12 horas. Concluiu-se que a mucilagem de Plantago ovate controlava a taxa de libertação do fármaco de forma mais eficaz do que o polímero hidrofílico HPMC. (Basavaraj et al., 2012)

Foram preparados comprimidos multicamadas de Famotidine utilizando polímeros naturais. Os polissacáridos goma xantana e goma guar foram utilizados como transportadores para a matriz do núcleo, enquanto o HPMC K15M, a carboximetilcelulose de sódio, a etilcelulose e a polivinilpirrolidona foram utilizados para preparar as camadas inferior e superior dos comprimidos. Todos os testes in vitro foram efectuados em comprimidos. O perfil de libertação do fármaco revelou que os comprimidos preparados com goma xantana libertaram o teor máximo de fármaco ao fim de 8 horas do que os comprimidos preparados com goma guar. Assim, a goma xantana proporcionou um melhor comportamento de libertação controlada do que a goma de guar. (Semalty et al., 2012)

Foram preparados comprimidos de Famotidina com uma matriz específica para cada local de aplicação do fármaco no cólon. O sufato de condroitina foi utilizado como transportador polimérico microbialmente degradável. O amido foi utilizado como agente de ligação e o polímero expansível utilizado foi o HPMC para preparar os comprimidos. O polímero dependente do pH Eudragit L 100 e o Eudragit S100 foram utilizados como material de revestimento. O estudo de dissolução foi efectuado em vários fluidos gástricos simulados. Os estudos de dissolução mostraram que a libertação do fármaco no fluido gástrico e intestinal simulado foi impedida quando o nível de revestimento do polímero dependente do pH foi aumentado em 10% p/p e a concentração de sufato de condroitina influenciou a taxa de dissolução do comprimido no fluido cólico simulado. (Ramasamy et al., 2012)

Um broncodilatador, a teofilina, utilizado no tratamento da doença pulmonar obstrutiva crónica, foi planeado para ser desenvolvido sob a forma de uma forma de dosagem de libertação sustentada utilizando álcool cetoestearílico e cera de abelha como polímeros hidrofóbicos. Antes da formulação dos comprimidos, o material granular foi testado quanto aos parâmetros de pré-compressão, que apresentaram bons resultados. De acordo com os resultados do estudo de dissolução dos comprimidos, foi demonstrado que a libertação do fármaco foi mantida utilizando HPMC de grau de viscosidade mais elevado. A libertação do fármaco foi mantida durante 24 horas para os comprimidos que continham polímeros combinados de álcool cetoestearílico e HPMC K100M e a concentração de HPMC K100M também afectou a libertação do fármaco. (Masareddy et al., 2012)

A taxa de absorção dos medicamentos pode ser modificada para reduzir a sua frequência de dosagem. Prossegue o trabalho de investigação sobre o desenvolvimento de formulações de libertação controlada utilizando determinados materiais poliméricos. O Carbopol e o HPMCK4M foram incorporados para preparar comprimidos de libertação sustentada de lornoxicam. Foi observado um perfil de libertação mais adequado com a utilização de HPMC nos comprimidos do que com carbopol. A libertação do fármaco foi mantida durante aproximadamente 10 horas. (Mishra et al., 2012)

Um fármaco anti-inflamatório não esteroide, o flurbiprofeno, que é um derivado do diclofenac, foi planeado para ser avaliado através do desenvolvimento da sua matriz de comprimidos utilizando substâncias de controlo da taxa. A goma de guar foi utilizada para efeitos de controlo da taxa do fármaco. Foi observado um bom comportamento de libertação controlada na formulação com 150 mg de goma de guar, que libertou 97,22% do fármaco após 12 horas. (Girish et al., 2012)

O pH do trato gastrointestinal, a flora do intestino e os tempos de trânsito podem controlar a libertação do fármaco quando se utilizam diferentes técnicas de sistemas revestidos e matriciais para libertar o fármaco no cólon por via oral. Eudragit RL, eudragit RS e goma de guar em diferentes proporções foram testados quanto à sua atividade de prolongamento da libertação de flurbiprofeno. O polímero dependente do pH eudragit RS e RL apresentou um melhor perfil de libertação para o cólon entre todas as formulações. (Sarkar et al., 2012)

Devido às suas propriedades de dilatação independente do pH, menor toxicidade e excelente capacidade de incorporar o fármaco, a hidroxipropilmetilcelulose é amplamente utilizada em formulações de libertação sustentada. Foram selecionados dois graus de peso molecular diferentes do polímero, K4M e K15M, para fabricar comprimidos de matriz de carvedilol. O polímero de grau K4M quando utilizado em 18% do peso da matriz e o de grau K15M em 15% do peso da matriz, 50% do fármaco foi libertado em 12 horas. (Halder et al., 2012)

As gomas naturais foram investigadas quanto ao seu efeito de retardar a libertação de Famotidina a partir de comprimidos matriciais. A goma xantana e a goma karaya foram selecionadas como polímeros para controlar a libertação do fármaco. Ambas as gomas foram utilizadas em diferentes concentrações. Os comprimidos foram submetidos a diferentes testes físicos. Foi também efectuado um estudo de dissolução durante 24 horas. Todos os testes físicos efectuados nos comprimidos estavam dentro dos limites aceitáveis. Os estudos de libertação do fármaco indicaram que a utilização de goma xantana ou goma karaya na formulação resultou numa libertação mais rápida do fármaco em HCL 0,1N, enquanto a combinação de ambas as gomas na formulação mostrou um comportamento de libertação controlada do fármaco. Assim, a goma xantana e a goma karaya em combinação sustentaram a libertação do fármaco de forma eficaz. (Kumar et al., 2012)

Foram preparados comprimidos de libertação sustentada de glipizida utilizando diferentes polímeros. A etilcelulose e o copolímero de etileno e acetato de vinilo foram selecionados para serem utilizados como polímeros hidrofóbicos e a resina de olíbano e a colofónia foram utilizadas como polímeros hidrofílicos naturais. A lactose e o fosfato dicálcico foram adicionados como diluentes. Todos os testes físico-químicos estavam dentro dos limites aceitáveis. Os estudos de libertação do fármaco mostraram que os polímeros hidrofílicos eram mais capazes de controlar a libertação do fármaco durante 24 horas em do que os polímeros hidrofóbicos. Assim, a resina de olíbano era adequada para ser usada como polímero retardador de libertação. (Boddeda et al., 2012)

A glimepirida, um medicamento antidiabético insolúvel em água, foi formulada em comprimidos de libertação sustentada. A HPMC 15cps e a hidroxipropilcelulose foram utilizadas como polímeros hidrofílicos e a etilcelulose como polímeros hidrofóbicos. Antes da compressão, as misturas de fármacos e excepientes foram testadas relativamente a determinados parâmetros de pré-compressão.

Todos estes parâmetros estavam dentro dos limites. Os estudos de libertação do fármaco mostraram que a utilização de um polímero hidrofílico ou hidrofóbico isoladamente controlava a libertação do fármaco apenas até 4 a 6 horas. Mas quando três polímeros foram utilizados em combinação, a taxa de libertação do fármaco foi mantida durante 12 horas de forma eficaz. (Hadi et al 2012)

O principal objetivo do estudo foi avaliar o efeito da incorporação de um polímero hidrofóbico e de um agente formador de poros no perfil de libertação de um fármaco altamente solúvel em água. O diclofenac de sódio foi selecionado como fármaco solúvel em água. O álcool cetílico foi utilizado como polímero hidrofóbico e o açúcar farmacêutico como agente formador de poros. Os comprimidos de libertação sustentada de diclofenac de sódio foram preparados pela técnica de granulação por fusão. Foram efectuados estudos de pré-formulação nos grânulos preparados, que se encontravam dentro dos limites. Os comprimidos foram submetidos a testes físico-químicos e a um estudo de dissolução. Os resultados do perfil de libertação do fármaco foram comparados com os da libertação do fármaco de referência, o que mostrou que o aumento da concentração do polímero hidrofóbico sustentou a libertação do fármaco até 10 horas. Concluiu-se, portanto, que os polímeros hidrofóbicos, juntamente com agentes formadores de poros, podem controlar eficazmente a libertação do fármaco solúvel em água. (ASIJA RAJESH et al 2012)

A disponibilidade imediata, a compatibilidade e a capacidade de certas modificações são as razões para selecionar mucilagens e gomas como materiais de controlo da libertação na formulação de formas de dosagem de libertação sustentada. Foi utilizado um aparelho de Soxhlet para preparar a mucilagem a partir das sementes de Ocimum Tenuiflorum Linn e o agente desengordurante utilizado foi o éter de petróleo. A goma seca resultante foi examinada quanto à sua capacidade de retardar a libertação do fármaco, incorporando-a em comprimidos de libertação sustentada de cloridrato de diltiazem isolado e combinado com povidona. A taxa controlada de 7 horas foi obtida pelas formulações e os polímeros combinados na formulação também resultaram num bom comportamento de libertação controlada . (Kamble et al., 2012)

Foram selecionados diferentes excepientes e polímeros para preparar a matriz de grânulos de succinato de desvenlafaxina mono-hidratado pelo método de secagem por pulverização e compressão destes em comprimidos de libertação prolongada. Foram utilizados como aglutinantes a celulose microcristalina, o HPMC K100M, a carboximetilcelulose de sódio e a lactose mono-hidratada. Foi feita uma comparação deste produto com o produto comercializado através de estudos in vitro e in vivo e concluiu-se que a técnica de secagem por pulverização com granulação húmida mostra a sua adequação na conceção de comprimidos de libertação prolongada de succinato de desvenlafaxina mono-hidratado. (Dodda, S. R., & Boggrapu, P. R 2012)

O ibuprofeno, um fármaco com uma solubilidade ligeira em água, foi selecionado para ser utilizado com polímeros solúveis e insolúveis em água para a formação de comprimidos de matriz de libertação prolongada. Os polímeros selecionados foram a etilcelulose e a hudroxipropilmetilcelulose. Após a realização de um estudo de dissolução de 12 horas, concluiu-se que a etilcelulose e a HPMC, quando utilizadas em conjunto na mesma formulação, proporcionaram uma maior atividade retardadora. (Sunilkumar et al., 2012)

O tratamento da hipertensão com fármacos anti-hipertensores requer uma longa duração e a manutenção do efeito terapêutico, pelo que se decidiu libertar gradualmente o valasartan através da formulação de comprimidos de libertação prolongada. Para atingir este objetivo, foram selecionados os polímeros naturais pectina e goma de guar. A libertação máxima de valsartan até 23 horas foi alcançada pela formulação que continha goma de guar e a formulação que continha pectina não apresentou um melhor perfil de libertação. (Kumar et al., 2012)

A eficácia dos medicamentos antidepressivos na forma de dosagem convencional não é promissora porque a concentração do medicamento não é adequada no local de ação. Por isso, é necessário desenvolver um sistema para administrar o fármaco eficazmente no local de ação. A goma de guar e a goma xantana, agentes naturais de formação de matrizes, foram misturadas separadamente com o fármaco antidepressivo venlafaxina HCl em diferentes proporções para desenvolver comprimidos de matriz. As formulações que libertaram o fármaco durante 12 horas continham uma proporção de goma xantana de 1:4 e uma proporção de goma guar de 1:3. (Phoke et al., 2012)

O método mais fácil de libertar o fármaco de forma controlada é adicioná-lo a uma matriz que contenha polímero insolúvel, no qual o fármaco é dissolvido pela entrada do meio na matriz e depois se difunde para fora da matriz. O Kollidn SR foi adicionado como polímero, enquanto a celulose microcristalina e a HPMC foram incluídas na formulação do carvedilol para modificar a libertação do fármaco. A modificação da libertação do fármaco foi observada utilizando estes dois modificadores de libertação juntamente com o polímero. Além disso, a difusão fickiana foi o mecanismo de libertação do fármaco em comprimidos que continham kollidon SR e HPMC, que foi alterado para difusão não fickiana no caso de comprimidos que continham celulose microcristalina e kollidon SR. (Das, U., & Hossain, M. S 2012)

O fabrico de comprimidos de matriz é fácil utilizando certas substâncias capazes de retardar a libertação do fármaco. Foram utilizadas concentrações variáveis de polímeros naturais tragacanto, goma de guar e acácia e foram desenvolvidos comprimidos de matriz de clorzoxazona. A taxa de libertação da clorzoxazona foi mais retardada quando a concentração de qualquer um dos polímeros foi aumentada e o polímero natural goma de guar foi mais eficaz do que os outros dois polímeros. Os estudos de estabilidade também demonstraram bons resultados com esta formulação. (Begum et al 2012)

O desenvolvimento e a comercialização de novas entidades farmacêuticas implicam despesas acrescidas. O custo de produção pode ser reduzido utilizando certos modificadores de libertação de goma de tamarindo e goma de guar para formular comprimidos de matriz de Famotidina. Para ambos os polímeros, os comprimidos foram formulados utilizando diferentes rácios polímero-fármaco. Todos os parâmetros dos testes físicos e químicos estavam dentro dos limites aceitáveis. O tampão fosfato pH 7,4 foi utilizado para o estudo da dissolução, que foi efectuado durante 24 horas. O índice de inchamento dos comprimidos também foi estudado. Os estudos de libertação do fármaco mostraram que o índice de inchaço aumenta à medida que a concentração de goma aumenta e os comprimidos de matriz preparados com goma de tamarindo prolongaram a taxa de libertação até 24 horas, pelo que era mais adequado do que a goma de guar como polímero retardador da taxa (Radhika et al., 2011)

Utilizou-se HPMC em diferentes concentrações e graus de viscosidade para preparar a matriz dos comprimidos de Famotidine. O efeito de diferentes diluentes e dispersão sólida, para além da concentração de polímero, também foi observado na libertação de Famotidina. Os graus de viscosidade do HPMC foram E50 LV e K15 M. Os estudos cinéticos mostraram que o aumento da concentração, bem como do grau de viscosidade do polímero, resulta num atraso na libertação do fármaco . Também foi demonstrado que a taxa de libertação do fármaco aumentou significativamente com a adição de excepientes solúveis em água como o PVP e o PEG na matriz. Além disso, a incorporação de dispersões sólidas de fármaco com PVP também aumentou a taxa de libertação (Mettu et al., 2011)

Os materiais poliméricos que ocorrem naturalmente são amplamente estudados e investigados para serem utilizados no desenvolvimento de formulações de libertação sustentada. A goma de olíbano, um polímero natural, foi selecionada para ser utilizada na preparação de comprimidos de cloridrato de ambroxol. As caraterísticas físico-químicas, como a dureza, a friabilidade e o teor de fármaco, estavam dentro dos limites aceitáveis. A cinética de libertação do fármaco revelou que a taxa de libertação foi prolongada durante 12 horas com a utilização deste polímero, pelo que a goma de olíbano proporcionou um melhor perfil de libertação do fármaco das matrizes (Muzib, Y. I., & Kurri, P. S 2011)

Uma modificação importante para certos medicamentos, como antiácidos, enzimas para os quais se pretende uma ação local no estômago e alguns antibióticos, consiste em desenvolvê-los adoptando um sistema de administração de medicamentos gastroretentivos. A utilização destes sistemas aumenta o tempo de retenção dos fármacos no estômago. O tempo de permanência gástrica do cloridrato de diltiazem foi prolongado através da formulação de comprimidos de matriz flutuante do fármaco utilizando HPMC de diferentes graus de viscosidade em diferentes proporções. A taxa de libertação do fármaco e as propriedades de flutuação foram melhoradas quando se utilizou HPMC K4M juntamente com celulose microcristalina diluente na preparação de comprimidos de matriz flutuante.

O mecanismo de libertação do fármaco foi a difusão, conforme indicado pelo modelo de Higuchi e Korsmeyer Peppas. (Shivare et al., 2011)

O desempenho de um material polimérico único pode ser melhorado utilizando-o com outro material formador de matriz que conduza a determinadas alterações físico-químicas na nova formulação. Esta técnica foi adoptada utilizando o polímero aniónico carboximetilcelulose de sódio em combinação com óxido de polietileno para preparar os comprimidos. Foram selecionados três fármacos para verificar o efeito destes polímeros no perfil de libertação: ibuprofeno, cloridrato de propanolol e teofilina. Não se obteve um perfil de libertação invulgar quando se utilizou uma mistura de polímeros para o ibuprofeno e a teofilina. No caso do cloridrato de propanolol, observou-se uma libertação do fármaco significativamente mais lenta quando se utilizaram os dois polímeros em combinação, em comparação com os polímeros isolados. A carboximetilcelulose de sódio e o PEO apresentaram uma libertação mais prolongada do cloridrato de propanolol, o que pode dever-se à ligação química entre o fármaco catiónico grupo amina e o grupo carboxilo do polímero aniónico. (Palmer et al., 2011)

A adequação da goma de Sterculia urens na forma seca como material de formação de matrizes foi provada através da sua utilização no fabrico de comprimidos de libertação sustentada de Famotidina. A goma foi incorporada em diferentes proporções para preparar os comprimidos e os resultados concluíram que pode ser utilizada como polímero de controlo da taxa. (P, K. L., et al 2011)

Os agentes formadores de matrizes HPMC K4M e K100M foram planeados para serem adicionados à formulação contendo naproxeno e estudar a influência destes dois tipos de HPMC na libertação do fármaco. Foi obtido um comportamento de libertação sustentada do fármaco durante 24 horas utilizando polímeros em forma combinada. (Wamorkar et al., 2011)

Um dos polímeros amplamente utilizados para formular formas de dosagem de libertação sustentada é o sal de cálcio ou potássio do polissacárido que é a goma xantana, que foi combinado com outro polímero goma guar para a formulação de comprimidos de matriz de didanosina. Foram utilizadas duas gomas em diferentes proporções e a melhor formulação foi a que continha goma de guar, que libertou o fármaco até 12 horas. (Jaganathan et al., 2011)

Um potente fármaco insolúvel em água, a lamivudina, cuja meia-vida é de 5 a 7 horas, foi planeado para ser formulado utilizando pectina, colofónia, alginato de sódio, goma guar, goma xantana em diferentes concentrações como comprimidos de matriz de libertação sustentada.

As gomas naturais mostraram uma diminuição do perfil de libertação do fármaco com o aumento da sua concentração. Exceto o alginato de sódio e a pectina, todas as formulações contendo outros polímeros retardaram a libertação do fármaco até 18 horas. (Apparao et al., 2011)

O objetivo de manter a libertação do fármaco antituberculoso rifampicina foi cumprido através da formulação com diferentes polímeros de controlo da taxa. Os polímeros selecionados foram o tragacanto, o carbopol, o PEG 6000 e a goma de guar, que foram utilizados em diferentes concentrações. Todos os requisitos do comportamento de libertação sustentada foram cumpridos pela formulação que continha 1,5% de goma de guar, pelo que foi muito melhor do que todas as outras formulações que continham outros polímeros. (Dey al., 2011)

A atividade antidiabética e de controlo da libertação do Aloe barbadensis foi comprovada por um estudo sobre a formulação de comprimidos de matriz de cloridrato de pioglitazona, nos quais foi adicionado em combinação com polivinilpirrolidona. A mucilagem foi extraída através do processamento das folhas de aloé barbadensis e utilizada em diferentes concentrações com polivinilpirrolidona para preparar os comprimidos de libertação prolongada de cloridrato de pioglitazona. Com base em todos os resultados, ficou provado que a mucilagem, juntamente com a polivinilpirrolidona, apresentou uma atividade de controlo da libertação satisfatória. (Deepak et al., 2011)

O objetivo de libertar o fármaco a uma taxa mais lenta durante um período de tempo mais longo pode ser alcançado através da preparação de formas de dosagem de libertação sustentada, que são mais convenientes e descomplicadas se forem desenvolvidas para serem administradas por via oral. O Carbopol 974P foi incluído nos comprimidos como polímero para controlar a libertação de Famotidina da matriz. Além disso, os coexcepientes lactose, celulose microcristalina e fosfato de cálcio dibásico também foram adicionados aos comprimidos e o seu efeito na libertação do fármaco foi estudado. Os estudos de libertação do fármaco indicaram que a adição de coexcepientes teve efeito na taxa de libertação do fármaco das matrizes que contêm Famotidina. Com o fosfato de cálcio dibásico, a taxa de libertação do fármaco diminuiu, ao passo que aumentou com a celulose microcristalina e a lactose (Shaikh et al., 2011).

Um grupo de compostos utilizados no tratamento da dor neuropática e da epilepsia, um dos quais é a pregabalina, foi proposto para ter uma atividade de libertação sustentada através da formulação da sua matriz de comprimidos utilizando celulose mirocristalina, HPMC K100 e PVP-K30 em diferentes concentrações. De acordo com os resultados, nem todas as formulações apresentaram a atividade proposta, mas algumas formulações que continham uma mistura destes excepientes em determinadas concentrações apresentaram um comportamento de libertação sustentada. (Sharma et al 2011)

Foram preparados comprimidos de matriz de Famotidine utilizando diferentes polímeros HPMC K100cps, carboximetilcelulose e methocel K15M. O estudo foi realizado para verificar as propriedades de dilatação e erosão destes polímeros para controlar a taxa de libertação do fármaco. O índice de dilatação e erosão dos comprimidos foi determinado utilizando um tampão de fosfato de pH 6,8 e o estudo da dissolução do fármaco foi efectuado com o aparelho II da USP (método da pá). Os resultados mostraram que os comprimidos preparados com 43,243 % de methocel K15M apresentaram o índice de inchamento e erosão mais elevado e a taxa de libertação mais lenta, pelo que, ao aumentar a concentração e a viscosidade do polímero, a taxa de libertação do fármaco aumentou. (Talukder et al., 2010)

Foram preparados comprimidos de matriz de cloridrato de tramadol, um fármaco solúvel em água, e de Famotidina, um fármaco insolúvel em água. O efeito da solubilidade do fármaco foi estudado na libertação do fármaco a partir de comprimidos à base de polímero hidrofílico (HPMC). Concluiu-se dos estudos que o fármaco solúvel apresentou um mecanismo de transporte por difusão não fickiano para a libertação do fármaco e que o fármaco insolúvel apresentou uma cinética de ordem zero. Observou-se que a solubilidade dos fármacos afectava significativamente a eficácia retardadora da libertação do HPMC, uma vez que a Famotidina era libertada em muito menor grau do que o tramadol a partir de comprimidos com a mesma concentração de HPMC (Prasanthi et al., 2010)

Dois graus de polímero HPMC K100 e K15 foram utilizados em combinação e em diferentes proporções para formular os comprimidos de libertação sustentada de Famotidina. Foram efectuados diferentes estudos físico-químicos nos comprimidos. Os resultados de todos os testes físico-químicos estavam dentro dos limites aceitáveis. Os estudos de libertação do fármaco mostraram que, quando o HPMC K100 foi utilizado isoladamente como polímero retardador de libertação, apresentou um melhor perfil de libertação e manteve a libertação do fármaco até 24 horas. Também foram realizados estudos de estabilidade na formulação optimizada durante um mês a 45 temperaturas, que não revelaram alterações no conteúdo do fármaco, nos parâmetros físico-químicos e no padrão de libertação. (Kannan et al., 2010)

Foram utilizados polímeros hidrofílicos e hidrofóbicos na preparação de comprimidos matriciais de Famotidina. A goma xantana foi selecionada como polímero hidrofílico e a etilcelulose como polímero hidrofóbico. Foram utilizadas diferentes proporções de polímero para a preparação dos comprimidos. Foram efectuados estudos das caraterísticas físicas, de dissolução e de estabilidade. Os resultados mostraram que os testes físicos dos comprimidos estavam dentro dos limites aceitáveis. Os estudos de dissolução do fármaco mostraram uma diminuição da taxa de libertação do fármaco com o aumento da concentração de qualquer um dos polímeros. A formulação que continha etilcelulose e goma xantana apresentou um comportamento de libertação mais controlado do fármaco. (Yadav et al., 2010)

Foram selecionados diferentes polímeros para preparar formulações de libertação controlada de aceclofenac. Estes eram goma de guar, diferentes graus de polímeros de celulose e etilcelulose, que foram utilizados em diferentes proporções para preparar os comprimidos. Determinou-se a caraterização físico-química dos comprimidos, que se encontravam dentro dos limites aceitáveis. Foi efectuado um estudo de dissolução do fármaco, cujos resultados mostraram que o HPMC em concentrações elevadas diminuiu a taxa de libertação do fármaco da matriz ao longo de 12 horas. Da mesma forma, o aumento da concentração de etilcelulose ou goma guar também mostrou um comportamento de libertação controlada do fármaco. (Ghosh. S e Barik.B.B, 2010)

A goma de Prosophis juliflora foi utilizada como agente formador de matriz e foi estudado o seu efeito no perfil de libertação da Famotidina. A goma seca em pó foi avaliada quanto às suas caraterísticas físico-químicas. Todas estas caraterísticas foram encontradas dentro de limites aceitáveis. A Prosophis juliflora foi utilizada em diferentes quantidades para preparar os comprimidos. Os estudos de libertação do fármaco mostraram que a taxa de libertação do fármaco era controlada pelo aumento da concentração de goma no comprimido. Assim, a goma de Prosophis juliflora foi mais capaz de controlar a libertação do fármaco da matriz durante um período de tempo prolongado. (Ahad et al., 2010)

As empresas farmacêuticas tentaram várias estratégias para conceber as formas de dosagem. O conceito da teoria da percolação foi estudado para desenvolver comprimidos de libertação prolongada de carbamazepina e cloridrato de verapamil utilizando hidroxipropilmetilcelulose. A hidratação e a taxa de libertação do fármaco podem ser controladas pela formação de aglomerados de excepientes acima dos limiares de percolação dos excepientes. Aplicando a teoria da percolação aos resultados, demonstrou-se que a celulose microcristalina, um diluente insolúvel em água, substituiu a HPMC na matriz que contém o medicamento solúvel em água cloridrato de verapamil. Enquanto o diluente hidrossolúvel lactose substituiu a HPMC na formulação contendo o fármaco hidrossolúvel carbamazepina. (Goncalves et al., 2010)

Foram investigados os métodos de granulação por fusão e de compressão direta para a preparação de comprimidos de matriz de cloridrato de tramadol utilizando polímero hidrofóbico. O palmitostearato de glicerilo, um material ceroso, foi adicionado como polímero de controlo da taxa para preparar os comprimidos. Os resultados mostraram que o método de granulação por fusão foi mais eficaz no controlo da libertação do fármaco do que o método de compressão direta e que a concentração máxima de cera retardou eficazmente a libertação. (Deore et al., 2010)

Entre os diferentes sistemas disponíveis para administrar o fármaco, os sistemas de libertação prolongada são considerados mais significativos devido a certas vantagens que oferecem, como a comodidade de administração, a facilidade e a não invasão. Decidiu-se formular Metforfin HCl como comprimidos de matriz de libertação sustentada utilizando carbopol 71G e HPMC K100M em quantidades variáveis. A libertação mais lenta do fármaco até 10 horas foi observada pela formulação com diferentes concentrações de polímeros combinados. (Chandira et al., 2010)

As diferentes razões para selecionar a hidroxipropilmetilcelulose como polímero de controlo da taxa de libertação solúvel em água são a natureza não iónica, a utilização de métodos e equipamentos fáceis, a disponibilidade de diferentes graus de viscosidade e a obtenção de perfis de libertação reprodutíveis. O grau HPMC K100M foi selecionado para formular comprimidos de matriz de Famotidina e os resultados mostraram que o comportamento de libertação sustentada durante 10 horas foi obtido utilizando uma concentração de polímero igual à do fármaco. (Umarunnisha et al., 2010)

A formulação com uma camada de libertação imediata de pioglitazona e uma camada de libertação sustentada de metformina HCl foi desenvolvida sob a forma de comprimidos de duas camadas utilizando diferentes polímeros de carboximetilcelulose de sódio e HPMC em dois graus diferentes. O fator proeminente que controlou a libertação do fármaco foi a concentração dos polímeros HPMC K4M e 15cps, uma vez que o aumento da concentração destes resultou numa diminuição da libertação do fármaco. A libertação bimodal do fármaco foi indicada como libertação imediata do fármaco e depois foi observada uma libertação controlada durante 8 horas. (Ramesh et al., 2010)

Embora os polímeros sintéticos sejam amplamente utilizados na formulação de sistemas de libertação de fármacos, as substâncias naturais continuam a ser examinadas quanto à sua capacidade de libertar o fármaco a uma taxa controlada. A colofónia, um material natural que contém ácidos de colofónia, foi investigada quanto à sua eficiência de controlo da libertação, utilizando-a como agente de formação de matrizes para a preparação de comprimidos matriciais de cloridrato de diltiazem. Com base nos resultados, a eficiência de controlo da libertação da colofónia foi comprovada através da obtenção do perfil de libertação do fármaco até 24 horas. (Prabu et al., 2009)

A administração de fármacos por via oral ganhou grande importância devido à comodidade oferecida aos doentes pelo facto de proporcionar uma taxa de libertação controlada do fármaco. O objetivo do estudo foi verificar a influência dos polímeros hidrofílicos (hidroxilpropilmetilcelulose e goma de guar) e dos agentes de granulação na libertação do fármaco. O perfil de dissolução mostrou que a libertação do fármaco foi controlada eficazmente a partir da matriz contendo HPMC quando se utilizou etilcelulose (4% p/v) como agente de granulação. (Jha et al., 2009)

Foram preparadas formas de dosagem de libertação modificada de verapamil HCl através da técnica de dispersão sólida. O método de evaporação do solvente foi utilizado para desenvolver a dispersão sólida. Foi estudado o efeito do eudragit e do kollidon SR na taxa de libertação do fármaco. Adicionalmente, foi também investigada a influência da fração de tamanho da dispersão sólida na taxa de libertação. A dispersão sólida foi avaliada quanto às propriedades físico-químicas utilizando FTIR, XRD e DSC.

Não se verificou uma interação significativa entre o verapamil HCl e o Eudragit ou o kollidon SR, como demonstrado pelos estudos de FTIR, XRD e DSC. Os comprimidos foram preparados por compressão da dispersão sólida. Como concluído pela cinética de libertação, foi demonstrado que a libertação do fármaco da matriz foi prolongada durante 12 horas utilizando eugragit e prolongada durante 8 horas quando o kollidon SR foi utilizado como polímero. Assim, o eudragit foi mais capaz de controlar a libertação do fármaco durante um longo período de tempo do que o kollidon SR. Os comprimidos preparados por dispersão da fração pequena libertaram o fármaco lentamente, enquanto a fração grossa libertou o fármaco rapidamente. (Sahoo et al., 2009)

O polímero de carboximetileno foi utilizado como material de controlo da taxa em comprimidos de libertação sustentada de Famotidina. Foram utilizados o Carbopol 971P e o Carbopol 974P em diferentes proporções. Todos os estudos de pré-formulação foram efectuados em misturas de fármacos e excepientes e os comprimidos preparados foram também submetidos a testes físico-químicos, estudo de dissolução e estudos de estabilidade. Os estudos de pré-formulação efectuados nos grânulos estavam dentro dos limites aceitáveis e os diferentes testes realizados nos comprimidos, como a dureza, a friabilidade, o teor de fármaco e a uniformidade do peso, também apresentaram bons resultados. Os estudos de libertação do fármaco mostraram que uma formulação contendo carbopol 971P numa concentração de 12 mg manteve a libertação do fármaco durante 24 horas. Da mesma forma, a formulação contendo carbopol 974P (20mg) também controlou a libertação do fármaco até 24 horas. Estas formulações optimizadas foram estáveis em condições aceleradas de temperatura durante 6 meses, tal como descrito nos estudos de estabilidade. (Shivare et al., 2009)

Foram preparadas formulações de matriz contendo o fármaco hidrofílico cloridrato de verapamil e o fármaco hidrofóbico Famotidina através da incorporação de um polímero solúvel em água e observadas as suas caraterísticas de libertação. Foi observado o efeito da solubilidade do fármaco na libertação do mesmo. O fármaco insolúvel em água apresentou uma libertação de ordem zero, enquanto o fármaco solúvel em água apresentou um transporte por difusão não fickiano. Como demonstrado pelos resultados, o mecanismo de libertação do fármaco foi significativamente afetado pela solubilidade do fármaco. (Chakraborty et al., 2009)

A viscosidade de alguns polissacáridos naturais pode ser aumentada quando as suas soluções são misturadas entre si e pode também ocorrer a formação de gel. Alguns polímeros naturais foram selecionados para serem utilizados como modificadores de libertação para a formulação de comprimidos de matriz de succinato de metprolol. A goma xantana e a goma karaya foram adicionadas isoladamente e em combinação para preparar os comprimidos. O efeito sustentado até 12 horas foi obtido pelos comprimidos contendo ambas as gomas numa concentração de 20%. O mecanismo de difusão foi demonstrado pelos comprimidos com goma karaya e goma xantana (Deshmukh et al., 2009).

Os produtos farmacêuticos podem ser modificados para libertar o fármaco a uma taxa controlada e esta tecnologia tem tido uma importância considerável. Os comprimidos de dupla camada podem ser formulados para obter uma libertação bifásica. Este padrão de libertação foi obtido através da preparação de comprimidos de matriz de Famotidina utilizando quitosana como polímero de controlo da taxa. Os comprimidos foram revestidos com polímero de revestimento entérico ftalato de hidroxipropilmetilcelulose ou ftalato de acetato de celulose. Foram efectuados estudos de pré-formulação, como espetroscopia de infravermelhos e calorimetria diferencial de varrimento, que não revelaram interações entre o fármaco e o polímero. Os estudos de libertação foram comparados com os do produto comercializado, o que demonstrou que os valores dos parâmetros farmacocinéticos não apresentavam diferenças entre os comprimidos formulados e os comercializados. (Mutalik et al., 2008)

Os materiais cerosos ácido esteárico e monoestearato de glicerilo foram planeados para preparar os comprimidos de libertação sustentada de cloridrato de verapamil pelo método de granulação por fusão. Ambas as ceras foram utilizadas isoladamente e também em combinação. Os estudos mostraram que a libertação do fármaco foi mais sustentada com a utilização de monoestearato de glicerilo do que com o ácido esteárico e que a combinação de ceras proporcionou um melhor perfil de libertação. (Bhagwat et al., 2008)

O alginato de sódio, a metilcelulose e a carboximetilcelulose de sódio em diferentes concentrações foram utilizados para estudar o seu efeito na libertação de baclofeno das matrizes. Foram preparados comprimidos de matriz contendo 25 mg de baclofeno. As análises térmicas não revelaram alterações das propriedades físicas e químicas dos excepientes. Foi observada uma elevada eficiência no controlo da libertação nos comprimidos contendo metilcelulose e alginato de sódio. Estas formulações também apresentaram melhores perfis de libertação após um período de armazenamento de 6 meses. (Abdelkader et al., 2007)

Tentou-se controlar a libertação de dois fármacos, o diclofenac sódico e o sulfato de condroitina, a partir da mesma formulação. Para o efeito, utilizou-se hidroxipropilmetilcelulose em diferentes concentrações para preparar os comprimidos contendo 100 mg de diclofenac sódico e 400 mg de sulfato de condroitina. Os resultados mostraram que a libertação prolongada dos fármacos foi observada com a utilização de 40% de HPMC. (Avachat, A., & Kotwal, V. 2007)

Duas formas de polímero eudragit RSPO e RLPO foram incorporadas para formular os comprimidos de libertação sustentada de zidovudina. Os efeitos do meio de dissolução foram visualizados por microscopia eletrónica de varrimento na superfície dos comprimidos da matriz. O efeito sustentado de apenas 6 horas foi observado pela preparação contendo qualquer uma das formas de eudragit, conforme indicado pelo estudo de dissolução. Mas a utilização de etilcelulose juntamente com eudragit mostrou um melhor perfil de libertação até 12 horas e o comportamento de libertação sustentada também foi demonstrado em coelhos por esta formulação. (Kuksal et al., 2006)

O nicorandil, um abridor de canais de potássio indicado para doenças cardiovasculares, foi desenvolvido sob a forma de comprimidos de libertação sustentada. Foram preparadas soluções de etilcelulose, polivinilpirrolidona e eudragit RS100 e RL100 em etanol para serem utilizadas como agentes de granulação. Os diferentes polímeros solúveis em água para a preparação do material de formação da matriz dos comprimidos foram o alginato de sódio, a hidroxipropilmetilcelulose e a carboximetilcelulose de sódio. A formulação mais bem sucedida foi a que continha o polímero HPMC e o agente de granulação etilcelulose numa concentração de 4% p/v. Esta formulação libertou o fármaco por mecanismo de difusão e erosão. (Reddy et al., 2003)

As formulações de libertação sustentada podem ser desenvolvidas utilizando um grande número de materiais de revestimento. Estão disponíveis numerosos materiais de revestimento, mas continua a ser necessário formular a forma de dosagem utilizando novos materiais para atingir o objetivo. O HPMC E5LV foi utilizado como material de revestimento de película para preparar a matriz de comprimidos de um fármaco com meia-vida curta (Famotidina). A película de revestimento foi preparada utilizando diferentes concentrações de polímero e os comprimidos foram revestidos com esta. Todos os lotes de comprimidos apresentaram um mecanismo de libertação do fármaco por difusão-dissolução. Obteve-se uma libertação gradual e prolongada do fármaco e o padrão de libertação foi modulado. (Khade et al)

A administração do fármaco no cólon é uma abordagem bem sucedida para tratar diferentes infecções do cólon, uma das quais é a amebíase. A libertação prematura do fármaco no trato gastrointestinal foi impedida pela utilização de eudragit S100, PVP K30 e kollidon SR na formulação de comprimidos de matriz de tinidazol. De acordo com os resultados, 10% de eudragit S100 e 25% de kollidon SR na formulação forneceram eficazmente o tinidazol ao cólon. (Kiran Kumar et al)

A possibilidade de ação de libertação controlada de diferentes polímeros hidroxilpropilcelulose HF,

HPMC K4M, K100M e K15M foi investigada através da formulação de comprimidos de divalproex de sódio utilizando estes polímeros. A taxa de libertação foi controlada durante 18 horas pela formulação que continha HPMC K4M em 7% e HPMC K100M em 19,5% de concentração, o que cumpriu o requisito de um comportamento de libertação prolongada (Vijayasankar et al).

Algumas gomas naturais solúveis em água, pullulan, boswellia e terminalia, foram verificadas quanto à sua capacidade de controlar a libertação de pregabalina dos comprimidos da matriz. Os polímeros sintéticos carbopol e HPMC também foram utilizados na formulação para comparar os efeitos dos polímeros sintéticos e naturais. Entre todas as formulações, o perfil de libertação controlada foi alcançado pela formulação que continha 40% de goma de boswellia e também pela que continha 50% de HPMC K4M.

CAPÍTULO 3

MATERIAIS E MÉTODO

Todo o trabalho de investigação foi realizado no Lahore College of Pharmaceutical Sciences e na NOVAMED pharmaceutical industry Pvt. Ltd. Lahore, sob a amável supervisão do Sr. Dr. Hamayun Riaz (Supervisor), Professor Assistente da Faculdade de Farmacêuticas de Lahore, Lahore, Paquistão.

3.1 Plano de trabalho

O presente trabalho de investigação foi concebido para formular e avaliar os comprimidos de libertação sustentada de Famotidina. As secções seguintes descrevem todo o trabalho de investigação.

3.2 Produtos químicos e reagentes utilizados

Famotidina	MS Pharmaceutical Pvt. Ltd. Índia.
Quitosano	MS Pharmaceutical Pvt. Ltd. Índia.
Goma xantana	MS Pharmaceutical Pvt. Ltd. Índia.
Hidroxilpropilmetilcelulose	Mercado local
Lactose mono-hidratada	Mercado local
Estearato de magnésio	Mercado local
Água R.O.	Mercado local

3.3 Instrumentos utilizados

Balança analítica (Sartorius, Alemanha)

Espectrofotómetro UV / Visível controlado por computador (Dynamica, Austrália)

Espectrofotómetro UV / Visível controlado por computador (PG,UK)

Aparelho de desintegração (Curio, China)

Aparelho de ensaio de dissolução Vision Scientific (Curio, China)

Conjunto de filtração com bomba de vácuo para HPLC (Curio, China)

Aparelho de friabilidade (Curio, China)

Aparelho de teste de dureza (Curio, China)

Cromatografia líquida de alta eficiência (D-Star Instruments, EUA)

Medidor de PH (Curio, China)

Guia de parafuso/micrómetro (Curio, China)

Sistema de gradiente Shimadzu HPLC com forno de coluna (Japão)

Máquina de mesa de perfuração simples (Curio, China)

Banho de Sonicação (Elma, China)

Vernier Caliper (Digital, China)

Misturador Vortex (Alemanha)

3.4 Preparação da curva de calibração da Famotidina pura

Foi preparada uma solução de Famotidina em metanol e analisada entre 200-400nm para determinar o 1 max. A absorvância máxima foi registada a 276nm. Utilizou-se o método seguinte para preparar a curva de calibração da Famotidina. Dissolveram-se 50 mg de Famotidina em metanol suficiente para produzir o volume final de 50 ml num balão volumétrico. Esta solução continha 1000mcg/ml de fármaco. Desta solução foram retirados 10 ml e diluídos com metanol até 100ml, contendo 100mcg/ml. Foram efectuadas outras diluições desta alíquota com metanol para obter a gama de concentrações de 80-120mcg/ml. A absorvância destas soluções foi medida a 1 max de 276nm e obteve-se a curva de calibração. (Valambhia 2013)

3.5 Preparação de comprimidos

A famotidina 20 mg foi formulada em comprimidos matriciais pelo método de granulação húmida.

A quantidade calculada de materiais secos contendo o fármaco, o polímero e os excipientes foi cuidadosamente misturada num saco de polietileno. O fármaco foi utilizado em 50% do peso total do comprimido, o HPMC, o quitosano e a goma xantana foram utilizados em diferentes combinações. A mistura foi convertida em grânulos utilizando água em R.O. como agente de granulação e passando a massa através do peneiro n.º 10. A temperatura de 40X foi utilizada para secar os grânulos num forno de ar quente. O estearato de magnésio foi misturado com os grânulos depois de passar novamente pelo peneiro. A compressão da mistura resultante foi efectuada para formar os comprimidos. Foram preparados sete lotes de comprimidos utilizando diferentes combinações de polímeros. Todos os comprimidos foram submetidos a diferentes testes físico-químicos (Mohsen et al., 2012). A composição dos comprimidos é apresentada na tabela 3.1.

Tabela #3.1: *Composição do comprimido de libertação controlada de Famotidina*

Sr.#	Ingredientes (mg)	A1	A2	A3	A4	A5	A6	A7
1	Famotidina	20	20	20	20	20	20	20
2	Hidroxipropilmetilcelulose	85	---	---	50	50	---	30
3	Quitosona	---	---	60	---	35	35	25
4	Goma xantana	---	85	---	35		50	30
5	Estearato de magnésio	3	3	3	3	3	3	3
6	Lactose	42	42	67	42	42	42	42
7	Peso total (mg)	150	150	150	150	150	150	150

3.6-Métodos de caraterização do fármaco e dos excipientes:

3.7 Gás de cobertura

3.7.1 Avaliação dos grânulos

3.7.1.1 Parâmetros de pré-compressão

Os grânulos preparados foram avaliados relativamente a diferentes parâmetros, que são os seguintes

3.7.1.2-Densidade a granel e densidade à cunha

3.7.1.2.1 Densidade a granel:

Um dos principais factores a considerar ao caraterizar as propriedades de fluxo de pós e grânulos é a densidade aparente. Estes dois parâmetros definem a compacidade do comprimido. A densidade aparente pode ser calculada medindo o volume de uma massa conhecida de pó ou grânulos não compactados. Foi calculada através da fórmula

Densidade a granel (Db) = Peso do pó/volume a granel (Vb)

3.7.1.2.2 Densidade de rosca

Pode ser calculado batendo mecanicamente num cilindro contendo pó ou grânulos e medindo depois o volume. Foi calculado da seguinte forma

Densidade aparente na torneira (Dt) = Peso do pó/volume na torneira (Vt) (Ramasamy et al 2012)

O índice de compressibilidade e o rácio de Hausner podem ser calculados com a ajuda da densidade aparente e da densidade aparente.

3.7.1.3 Índice de compressibilidade e rácio de Hausner

O índice de compressibilidade também é chamado de índice de carro. Foi calculado através da seguinte fórmula

Índice de compressibilidade = (Dt - Db)/Dt x 100

O rácio de Hausner foi calculado da seguinte forma

Rácio de Hausner = Dt/Db

Em que Db = aparente Dt= densidade aparente

(Moses et al., 2010)

3.7.1.4 Ângulo de repouso

Vários ramos da ciência utilizam o ângulo de repouso dos pós, uma vez que as propriedades de fluxo são caracterizadas através da medição deste ângulo. Através desta medição, o movimento e a fricção entre as partículas de pó podem ser estimados. O ângulo indicado por 9 foi medido pelo método do funil. O funil foi fixado num suporte a uma altura definida e a quantidade pesada de grânulos foi escoada através do funil. Como resultado, formou-se um cone cujo diâmetro e altura foram medidos e o ângulo de repouso foi calculado da seguinte forma

tan θ = h/r ou θ = tan-1(h/r)

Sendo θ = ângulo de repouso

h = altura da pilha

r = raio da pilha (Apparao et al., 2011)

3.7.2 Uniformidade do conteúdo

O método padrão foi seguido para o teste de uniformidade do conteúdo dos comprimidos. Foram retirados três comprimidos de cada tipo de formulação e pesados depois de esmagados num almofariz, o material foi dissolvido em 100 ml de metanol. Desta solução de reserva foram retirados 1 ml e foi preparado um volume de 100 ml com tampão fosfato 6,8. A absorvância foi medida no comprimento de onda de 275 nm utilizando um espetrofotómetro UV-Visível de feixe duplo. (Shendge et al., 2010)

3.7.3 Ensaio de variação de peso

O peso de vinte comprimidos foi registado e o peso médio dos comprimidos foi calculado. Os requisitos são cumpridos se não mais de 2 comprimidos diferirem do peso médio em 5%.

Tabela # 3.2: *Tolerância de variação de peso*

Peso médio de um comprimido	% idade Diferença
130 ou menos	10
De 130 a 324	7.5
>324	5

3.7.4- Dureza dos comprimidos

A dureza dos comprimidos é determinada para verificar a sua força de rutura. A força necessária para danificar ou partir um comprimido é a força de rutura. Os aparelhos de teste de dureza medem esta força. A força mínima necessária para comprimir um comprimido é de 4 kg. A dureza dos comprimidos foi determinada utilizando o aparelho de teste de dureza Monsanto.

3.7.5- Friabilidade

A tendência do comprimido para se partir, esfarelar ou lascar é a sua friabilidade. O friabilizador Roche é utilizado para verificar este parâmetro. Foram pesados dez comprimidos de cada lote e rodados no friabilizador durante 4 minutos; a velocidade de rotação foi de 25 rpm. A percentagem de friabilidade por idade foi calculada após a remoção do pó e a pesagem dos comprimidos novamente.

$$\% \text{ Friabilidade} = (W1 - W2)/\mathbf{W1} \times 100$$

Fig # 3.1 : *Aparelho de teste de dureza*

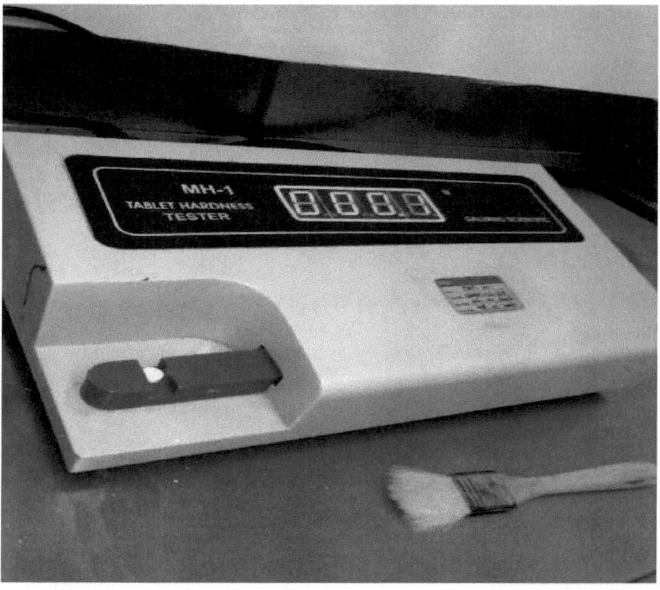

Fig. 3.2: *Friabilizador*

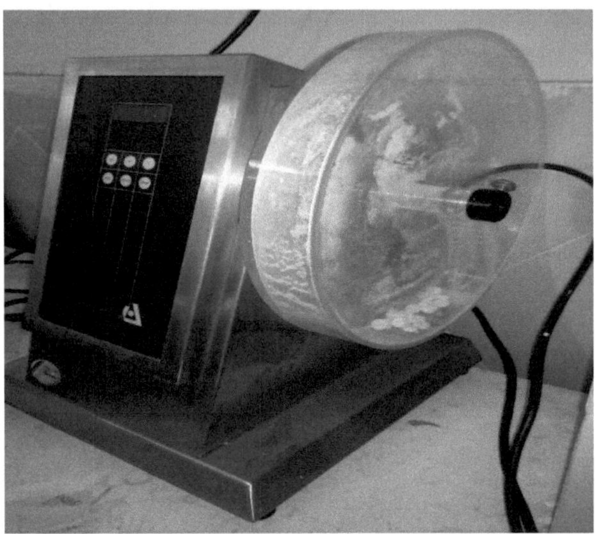

3.7.6 Espessura

A espessura dos comprimidos foi determinada com um compasso de calibre vernier. Dez comprimidos de cada formulação foram verificados quanto à sua espessura. (Sarkar et al., 2012)

3.8- Índice de inchaço

O comportamento de inchaço dos comprimidos foi registado para observar o fenómeno de libertação do fármaco com a taxa de hidratação do polímero. O peso e o diâmetro dos comprimidos foram registados antes da realização do estudo. Em seguida, os comprimidos foram colocados num meio de dissolução que era um tampão de fosfato (pH 6,8) a 37 °C. Após um intervalo de tempo específico, os comprimidos foram retirados do meio, limpos com papel absorvente macio e o índice de dilatação foi calculado da seguinte forma

Índice de inchamento = Wg- W0/Wo

Onde Wo inicial do comprimido Wg = Peso final do comprimido (Radhika et al., 2011)

3.9- Estudos de dissolução in-vitro

O ensaio de dissolução dos comprimidos é efectuado para estimar a quantidade de fármaco que será libertada in vivo durante o tempo previsto. O estudo de dissolução in vitro dos comprimidos de libertação controlada de Famotidina foi realizado utilizando o aparelho de dissolução USP tipo II. O teste foi efectuado utilizando 900 ml de HCl 0,1N como meio de dissolução a 37 °C ± 0,5 °C durante as primeiras duas horas. Em seguida, o meio de dissolução foi substituído por 900 ml de tampão fosfato (pH 6,8) da 2ª à 12ª hora. A velocidade de rotação do cesto foi ajustada para 50 rpm. Foram retirados 5 ml da amostra do meio de dissolução (HCl 0,1N) ao fim de 30 minutos durante as primeiras 2 horas e foram recolhidas novas amostras com um intervalo de 1 hora durante as 10 horas seguintes. A quantidade de meio de dissolução retirada foi substituída pelo mesmo volume de meio fresco. A amostra foi filtrada com um filtro de membrana. A libertação do fármaco foi verificada medindo a absorvância da solução no comprimento de onda de 276nm (HCl 0,1N) e 276nm (tampão fosfato pH 6,8) utilizando o espetrofotómetro UV. (Mohsen et al., 2012)

3.10- Análise cinética dos dados de libertação do fármaco

Foram utilizados diferentes modelos cinéticos para analisar o mecanismo de libertação do fármaco. Para o efeito, os resultados obtidos a partir dos dados de dissolução foram ajustados a estes modelos.

(i) Equação de ordem zero

$Mt = Mo + kot$ (1)

(ii) Equação de primeira ordem

$\ln Mt = \ln Mo + kit$ (2)

(iii) Equação de Higuchi

$Mt = Mo - k_H t_{½}$ (3)

(iv) Equação de Korsmeyer e Peppas

$\log (Mt/M\infty) = \log k + n \log t$ (4)

Em que Mt = quantidade de fármaco libertado no momento t

Mo = quantidade de fármaco na solução em t 0

M∞ = Quantidade de libertação do fármaco após tempo infinito

K = constante da taxa de libertação que tem em conta a estrutura e a geometria dos comprimidos

n = expoente de difusão

k0, K_1 e K_H = Constante de velocidade para os modelos de ordem zero, de primeira ordem e de Higuchi, respetivamente

Fig. 3.3: *Aparelho de dissolução*

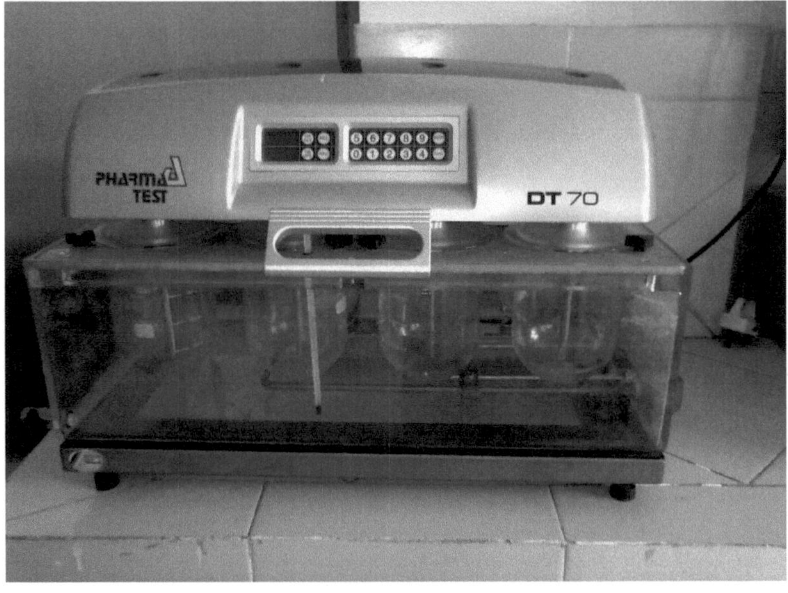

CAPÍTULO 4

RESULTADOS E DISCUSSÃO

4.1 Preparação de comprimidos de Famotidina

4.2 Propriedades físicas dos pós

As propriedades físicas dos pós, tais como a densidade aparente, a densidade de toque, o ângulo de repouso, o índice de compressibilidade e o rácio de Hausner, foram avaliadas em todas as formulações. Os resultados de todos os parâmetros físicos estão tabulados na Tabela 4.1.

Tabela # 4.1: Caraterísticas físicas dos pós de diferentes formulações

Formulação s	**Densidade a granel**	**Densidade de rosca**	**Índice de compressibilidade**	**Ângulo de repouso**	**Rácio de Hausner**
A1	0.48±0.01	0.54 ±0.01	11.06 ± 2.98	29.76 ± 0.25	1.12 ± 0.03
A2	0.46 ± 0.02	0.57 ± 0.025	20.22 ± 0.39	32 ± 0.05	1.25 ± 0.005
A3	0.42 ± 0.02	0.56 ± 0.041	25.20 ± 1.88	32.85 ± 0.30	1.33 ± 0.031
A4	0.47 ± 0.02	0.60 ± 0.037	17.14 ± 0.16	30.09 ± 0.37	1.28 ± 0.136
A5	0.46 ± 0.01	0.57 ± 0.02	19.64 ± 0.35	33.76 ± 0.27	1.24 ± 0.005
A6	0.46 ± 0.03	0.61 ± 0.053	24.53 ± 1.40	28.84 ± 0.29	1.32 ± 0.02
A7	0.46 ± 0.03	0.61 ±0.053	24.53 ± 1.40	28.84 ± 0.29	1.32 ± 0.02

O valor do ângulo de repouso de todas as formulações variou entre 28,84° - 33,76°, o índice de compressibilidade variou entre 11,06 - 25,20 e o rácio de Hausner entre 1,12 - 1,33. Estes valores indicam que os grânulos de algumas formulações mostraram excelentes propriedades de fluxo, alguns mostraram razoáveis e nalguns casos é necessária alguma ajuda para o fluxo.

4.3 Parâmetros físicos dos comprimidos comprimidos

Todos os testes físicos, como espessura, dureza e variação de peso, foram efectuados em todas as formulações dos comprimidos (A1, A2, A3, A4, A5, A6 e A7). O teor de fármaco de todas as formulações também foi verificado e é apresentado na Tabela #. 4.2. A friabilidade de todas as formulações foi avaliada e a friabilidade foi inferior a 1% e está abaixo do limite.

Os valores do teor de fármaco foram de 97,14-101%, o que é aceitável. O limite para a variação de peso foi de ±5%. Todas as sete formulações passaram o teste de variação de peso. A dureza dos comprimidos é um dos factores que afectam a libertação do fármaco do comprimido. A dureza de todas as formulações variou entre 5,02-7,93 Kg/cm^2. A espessura dos comprimidos situou-se entre 4-4,8 mm. Também foram efectuados estudos de inchaço para todas as formulações, cujos valores foram expressos como percentagem de aumento de peso do comprimido e variaram entre 40-62%.

Tabela #: 4.2: Parâmetros físicos de comprimidos de diferentes formulações

Formulação	**Peso (mg)**	**Dureza (Kg/cm2)**	**Espessura (mm)**	**Conteúdo do medicamento**
A1	149,61± 1,43	5.60 ± 0.25	4.16 ± 0.30	97.14 ± 0.80
A2	149,71± 1,58	7.00 ± 0.18	4.55 ± 0.39	98.30 ± 0.75
A3	150,06± 1,42	7.93 ± 0.23	4.04± 0.05	100,80± 0,15
A4	150,02± 1,55	5.02 ± 0.17	4.78 ± 0.07	99.75 ± 1.50
A5	149,45± 1,33	6.02 ± 0.30	4.00 ± 0.01	101 ± 1.20
A6	150,18± 1,25	6.52 ± 0.41	4.8 ± 0.1	99.90 ± 0.41
A7	150,71± 1,55	7.52 ± 0.31	4.78 ± 0.1	99.80 ± 0.31

A ferramenta estatística aplicada aos resultados acima mencionados dos parâmetros físicos dos comprimidos é apresentada na Tabela # 4.2. Os resultados mostram que a formulação A7 apresenta apenas um resultado significativo da variação de peso e a formulação A1 apresenta um resultado significativo da percentagem do teor de fármaco. A formulação A3 apresenta todos os resultados significativos de variação de peso, dureza, espessura e teor percentual de fármaco. O valor de P é inferior a 0,05. A formulação A1 apresenta excelentes resultados dos parâmetros físicos e é apresentada na Tabela #. 4.2

Tabela #. 4.3: Resultados estatísticos dos parâmetros físicos dos comprimidos de diferentes formulações.

Formulação	**Peso (mg)**	**Dureza (Kg/cm2)**	**Espessura (mm)**	**Conteúdo do medicamento**
A1	149.61 ± 1.43 P = .183	5.60 ± 0.25 P = .172	4.16 ± 0.30 P = .200	97.14 ± 0.80 P = .029
A2	149.71 ± 1.58 P = .258	7.00 ± 0.18 P = .308	4.55 ± 0.39 P = .377	98.30 ± 0.75 P = .166
A3	150.06 ± 1.42 P = .041	7.93 ± 0.23 P = .048	4.04± 0.05 P = .050	100.80 ± 0.15 P = .047
A4	150.02 ± 1.55 P = .441	5.02 ± 0.17 P = .061	4.78 ± 0.07 P = .161	99.75 ± 1.50 P = .430
A5	149.45 ± 1.33 P = .094	6.02 ± 0.30 P = .304	4.00 ± 0.01 P = .095	101 ± 1.20 P = .122
A6	150.18 ± 1.25 P = .289	6.52 ± 0.41 P = .498	4.8 ± 0.1 P = .147	99.90 ± 0.41 P = .384
A7	150.71 ± 1.55	7.52 ± 0.31	4.78 ± 0.1	99.80 ± 0.31

	P = .027	P = .149	P = .161	P = .414

4.4 Índice de inchaço

O comportamento de inchaço dos comprimidos foi observado para observar o fenómeno de libertação do fármaco com a taxa de hidratação do polímero. O índice de intumescimento de todas as formulações de Famotidina (A1, A2, A3, A4, A5, A6 e A7) foi avaliado e é apresentado na Tabela 4.4. O inchaço das formulações também foi verificado para afetar a libertação do fármaco das matrizes. A hidratação molecular do polímero solúvel em água provoca o seu inchaço e as alterações estruturais resultam do inchaço do polímero.

Tabela #. 4.4: Índice de inchaço de diferentes formulações de Famotidina

Formulação	Índice de inchaço (%)
A1	45± 0,05
A2	55± 0,12
A3	62± 0,06
A4	40± 1.2
A5	45± 1.1
A6	52± 0,9
A7	40± 1.2

Os resultados do índice de inchaço foram avaliados através da aplicação da ferramenta estatística TwoWay ANOVA. Os resultados da formulação A3 de Famotidina são significativos. O valor de p da formulação A3 é 0,037, que é inferior a 0,05 e mostra que os resultados são significativos. Todas as outras formulações apresentam resultados não significativos. Estes resultados mostram que a formulação A3 incha adequadamente e liberta o medicamento a um nível ótimo. Os resultados estatísticos são apresentados na Tabela #.4.5

Tabela #. 4.5: Resultados estatísticos do índice de edema de diferentes formulações de famotidina

Formulação	Nível de significância
A1	0.326
A2	0.194
A3	0.037
A4	0.134
A5	0.326
A6	0.319
A7	0.134

4.5 Estudos de dissolução in-vitro

O ensaio de dissolução dos comprimidos é efectuado para estimar a quantidade de fármaco que será libertada in vivo durante o tempo previsto. Foi realizado um estudo de dissolução in-vitro dos comprimidos de libertação controlada de Famotidina (A1, A2, A3, A4, A5, A6 e A7). Os resultados de todas as formulações são apresentados na Tabela # seguinte. 4.6.

O efeito de diferentes parâmetros foi observado na libertação do fármaco das matrizes, como a dureza e o comportamento de inchaço dos comprimidos, que estão descritos na Tabela #. 4.3 e 4.4.

Tabela #. 4.6: Estudos de dissolução de diferentes formulações de Famotidina em comprimidos

Tempo (horas)	**Formulações (% de idade do fármaco libertado)**						
	A1	**A2**	**A3**	**A4**	**A5**	**A6**	**A7**
0	0.00	0.00	0.00	0.00	0.00	0.00	0.00
1	14.56 ±0.07	20.83 ±0.15	11.24±0.04	30.89±0.005	28.29 ±0.02	22.73±0.03	22.73±0.03
2	21.66 ±0.17	26.11±0.09	20.29±0.01	37.75±0.01	33.66±0.01	31.74±0.02	31.74±0.02

3	26.12 ±0.12	28.42 ±0.01	26.16±0.15	42.5±0.015	35.92±0.02	37.65±0.03	37.65±0.03
4	33.53 ± 0.02	33.86 ±0.11	36.74±0.23	49.79±0.015	41.27±0.01	40.43±0.03	40.43±0.03
6	45.94 ±0.01	47.08± 0.07	46.9±0.005	62.04±0.04	54.61±0.02	49.36±0.005	49.36±0.005
8	63.42 ±0.38	58.07±0.06	66.04±0.04	69.87±0.11	65.61±0.03	63.47±0.01	63.47±0.01
10	71.42 ±0.07	67.14 ±0.12	86.86±0.01	77.13±0.15	74.74±0.02	68.32±0.02	68.32±0.02
12	87.21 ±0.01	83 ±0.01	100.78±0.02	93.09±0.08	90.53±0.02	83.15±0.12	83.15±0.12

A compactação de substâncias no interior dos comprimidos é sempre influenciada pela dureza do comprimido. Há um aumento da compactação das substâncias no interior dos comprimidos se a sua dureza for elevada, o que resulta numa diminuição da porosidade da matriz polimérica. Assim, a penetração da água no núcleo dos comprimidos é retardada devido à elevada compactação. Os comprimidos que contêm quitosano apresentaram a dureza mais elevada, pelo que a libertação do fármaco a partir destes comprimidos foi mais controlada em comparação com os comprimidos que contêm goma xantana com hidroxipropilmetilcelulose (Saeio et al., 2007).

Os resultados da percentagem de fármaco libertado foram analisados através da aplicação da ANOVA TWO-WAW. A formulação A3 mostra apenas resultados significativos e todas as outras formulações mostram resultados insignificantes. Os resultados são apresentados na Tabela n.º 4.7

Tempo (hrs)	**Formulações (% de fármaco libertado)**						
	A1	A2	A3	A4	A5	A6	A7
0	0.00	0.00	0.00	0.00	0.00	0.00	0.00
1	14.56 ±0.07 P = .137	20.83 ±0.15 P =.451	11.24±0.04 P =.050	30.89±0.005 P =.075	28.29 ±0.02 P =.150	22.73±0.03 P =.431	22.73±0.03 P =.431
2	21.66±0.17 P =.393	26.11±0.09 P =.156	20.29±0.01 P =.030	37.75±0.01 P =.091	33.66±0.01 P =.406	31.74±0.02 P =.299	31.74±0.02 P =.299

3	26.12 ±0.12 P =.111	28.42 ±0.01 P =.200	26.16±0.15 P =.050	42.5±0.015 P =.067	35.92±0.02 P =.343	37.65±0.03 P =.245	37.65±0.03 P =.245
4	33.53 ±0.02 P =.220	33.86 ±0.11 P =.245	36.74±0.23 P =.049	49.79±0.015 P =.035	41.27±0.01 P =.319	40.43±0.03 P =.367	40.43±0.03 P =.367
6	45.94 ±0.01 P =.305	47.08± 0.07 P =.365	46.9±0.005 P =.047	62.04±0.04 P =.034	54.61±0.02 P =.229	49.36±0.005 P =.493	49.36±0.005 P =.493
8	63.42 ±0.38 P =.414	58.07±0.06 P =.212	66.04±0.04 P =.026	69.87±0.11 P =.075	65.61±0.03 P =.264	63.47±0.01 P =.410	63.47±0.01 P =.410
10	71.42 ±0.07 P =.352	67.14 ±0.12 P =.371	86.86±0.01 P =.021	77.13±0.15 P = .093	74.74±0.02 P =.177	68.32±0.02 P =.446	68.32±0.02 P =.446
12	87.21 ±0.01 P =.338	83 ±0.01 P =.403	100.±0.02 P =.022	93.09±0.08 P =.090	90.53±0.02 P =.174	83.15±0.12 P =.412	83.15±0.12 P =.412

4.6 Análise cinética dos dados de libertação de fármacos

Foram utilizados diferentes modelos cinéticos para analisar o mecanismo de libertação do fármaco. Para este efeito, todas as formulações de Famotidina foram analisadas e os resultados são apresentados na Tabela # seguinte. 4.8.

Tabela #. 4.8: Modelação cinética de diferentes formulações de Famotidina em comprimidos

Formulação	**Ordem zero**		**Primeira ordem**		**Higuchi**		**Korsmeyer -Peppas**			**Hixson-crowell**	
	K0	**R^2**	**K1**	**R2**	**KH**	**R2**	**KKP**	**R2**	**N**	**KHC**	**R2**
A1	7.524	0.9680	0.134	0.9068	21.247	0.8826	20.063	0.9730	0.550	0.035	0.9777
A2	7.241	0.8710	0.118	0.9374	20.742	0.9229	14.462	0.9677	0.681	0.034	0.9357

A3	6.200	0.9321	0.092	0.9722	17.635	0.9076	10.736	0.9839	0.747	0.027	0.9709
A4	8.697	0.4629	0.178	0.8797	25.511	0.9762	26.247	0.9729	0.486	0.048	0.8159
A5	8.168	0.6977	0.150	0.8899	23.695	0.9508	20.769	0.9537	0.567	0.042	0.8668
A6	7.609	0.6700	0.134	0.9068	22.135	0.9711	20.639	0.9547	0.675	0.038	0.8655
A7	7.609	0.6700	0.134	0.9068	22.135	0.9711	25.549	0.9548	0.645	0.038	0.8655

Foram utilizados diferentes modelos cinéticos para analisar os valores obtidos no estudo de dissolução. Durante as primeiras horas, a libertação do fármaco foi lenta e depois aumentou com o passar do tempo. De acordo com os resultados dos modelos de libertação do fármaco, a formulação A1 seguiu o modelo de Hixon-Crowell. As formulações A2, A3, A4 e A5 seguiram o modelo de Korsmeyer-Peppas, enquanto as formulações A6 e A7 seguiram o modelo de Higuchi. O valor de n variou entre 0,486 e 1, pelo que as formulações libertaram o fármaco através do transporte anamólico e do transporte super-caso II.

De acordo com os resultados de todos os testes realizados nos comprimidos, a formulação A3 foi considerada mais adequada entre todas as formulações, uma vez que controlou eficazmente a taxa de libertação do fármaco.

4.7 Espectrofotometria de Famotidina em comprimidos

Os resultados espectrofotométricos de diferentes diluições de Famotidina em metanol são avaliados e apresentados na Tabela #. 4.6. À medida que a concentração do fármaco aumenta, a absorvância através do espetrofotómetro também aumenta.

Tabela #. 4.8 Concentração e absorvância obtidas da Famotidina

Sr.#	Concentração (mcg/ml)	Absorvância
1	80	0.281
2	90	0.315

3	100	0.351
4	110	0.389
5	120	0.423

Aplicando a estatística TWO-WAY ANOVA através do software SPSS, os resultados abaixo mostram o nível mais elevado de significância. Tanto a concentração do fármaco como a absorvância apresentam resultados significativos. Os resultados estatísticos do teste acima são apresentados na Tabela 4.9. O valor de p é de 0,000 para a concentração do fármaco e a absorvância, o que indica que os resultados são significativos.

Tabela 4.9: Resultados estatísticos da concentração e da absorvância obtidas da Famotidina

Teste de uma amostra						
	Valor de teste = 0					
	T	Df	Sig. (2tailed)	Diferença média	Intervalo de confiança de 95% da diferença	
					Inferior	Superior
Concentração	14.142	4	.000	100.00000	80.3676	119.6324
Absorvância	13.895	4	.000	.35180	.2815	.4221

4.8 CROMATOGRAFIA LÍQUIDA DE ALTA EFICIÊNCIA

Diferentes formulações de Famotidina são avaliadas pelo método de análise HPLC. São obtidas diferentes curvas e, através desta análise, são obtidas diferentes concentrações do fármaco ativo. As diferentes concentrações de Famotidina analisadas e obtidas são apresentadas na Tabela #. 4.10 e um gráfico de todas as concentrações obtidas é apresentado na Fig. 4.2. As curvas obtidas por HPLC são apresentadas na Fig. 4.2

Tabela #. 4.10 Dados da análise por HPLC de diferentes formulações de Famotidina

Formulações	**Conc. de Famotidina (%)**
A1	99.95%
A2	100.15%
A3	100.02%
A4	100.06%
A5	99.83%
A6	99.95%
A7	100.02%

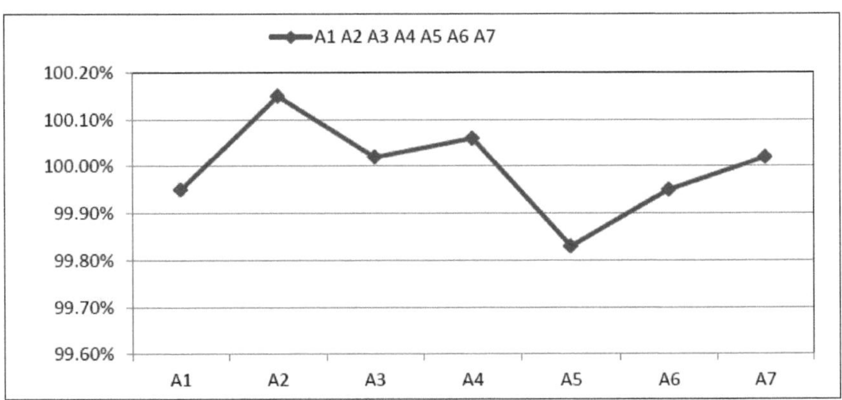

Fig #.4.2 Resultados de HPLC de diferentes formulações de Famotidina

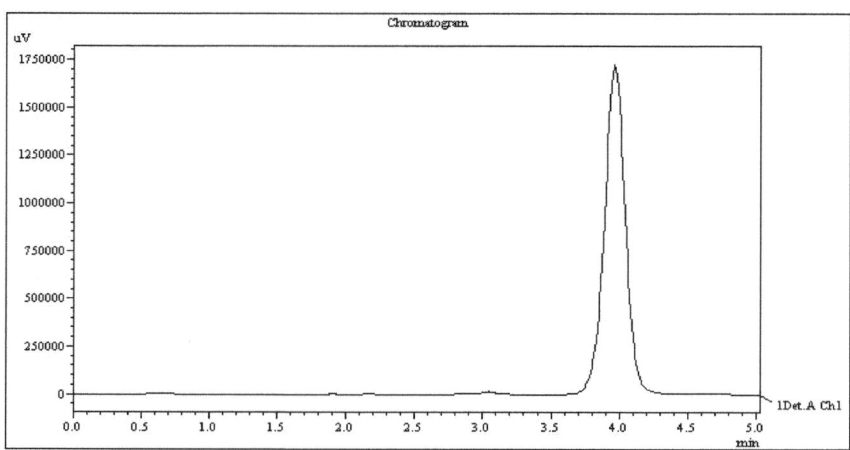

Fig #.4.3 Curva HPLC da formulação A1 de Famotidina

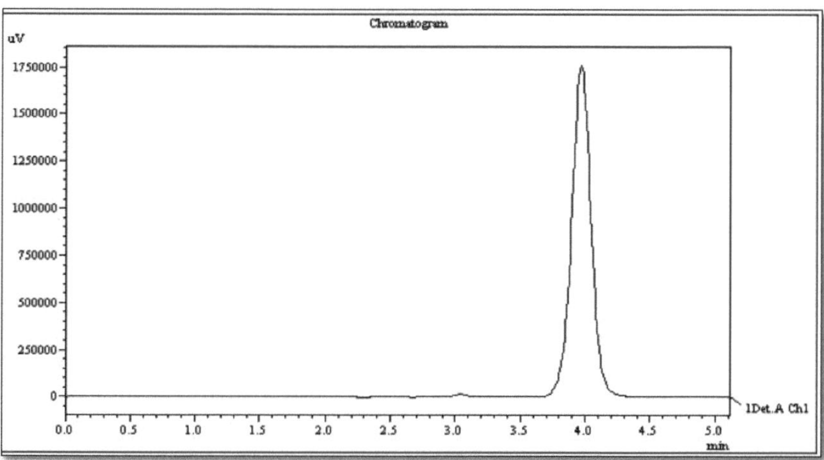

Fig #.4.4 Curva HPLC da formulação A2 de Famotidina

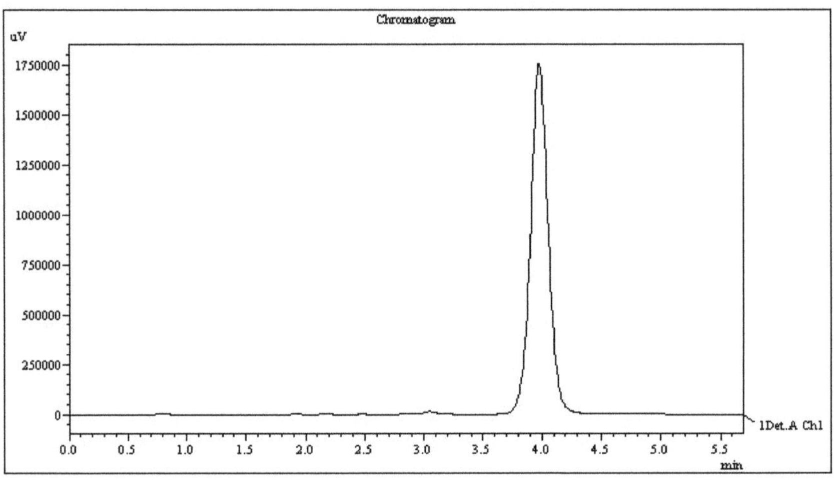

Fig #.4.5 Curva HPLC da formulação A3 de Famotidina

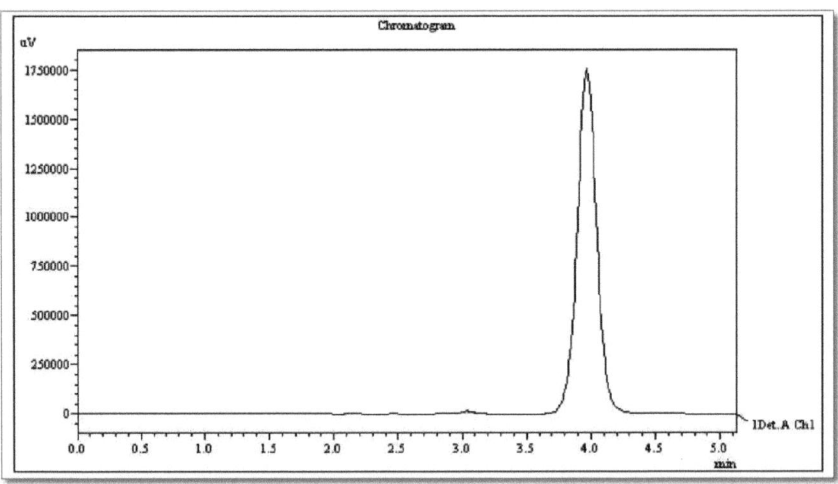

Fig #.4.6 Curva HPLC da formulação A4 de Famotidina

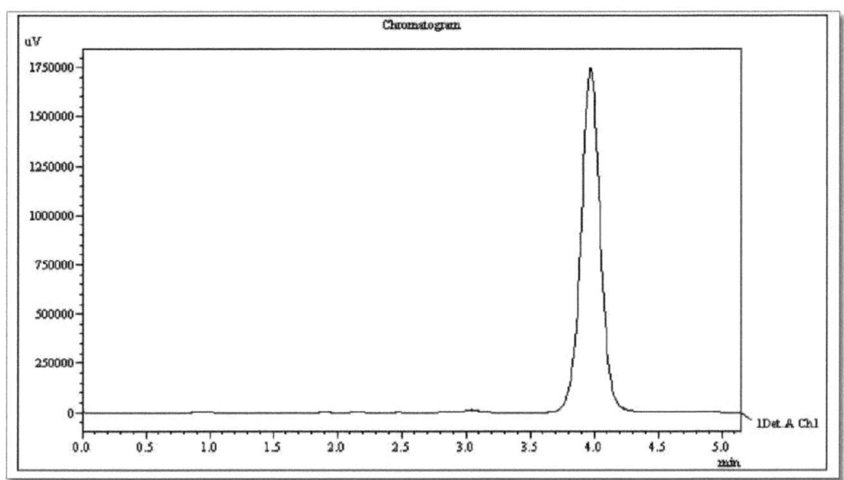

Fig #.4.7 Curva HPLC da formulação A5 de Famotidina

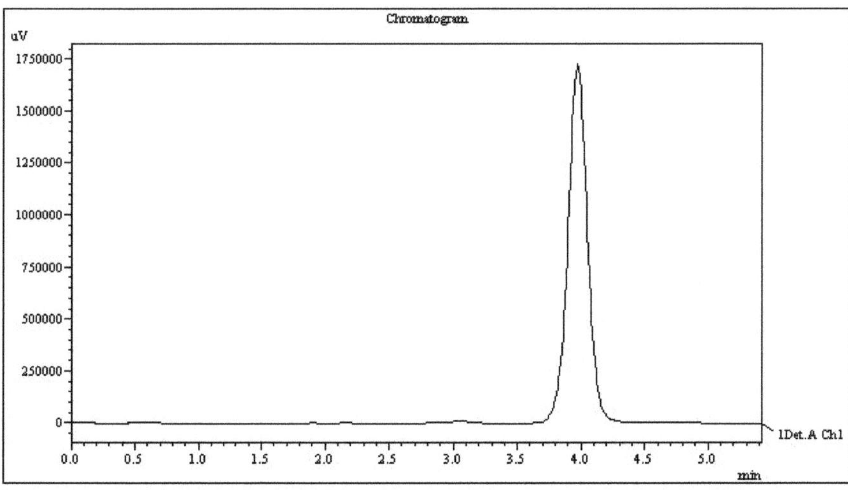

Fig #.4.8 Curva HPLC da formulação A6 de Famotidina

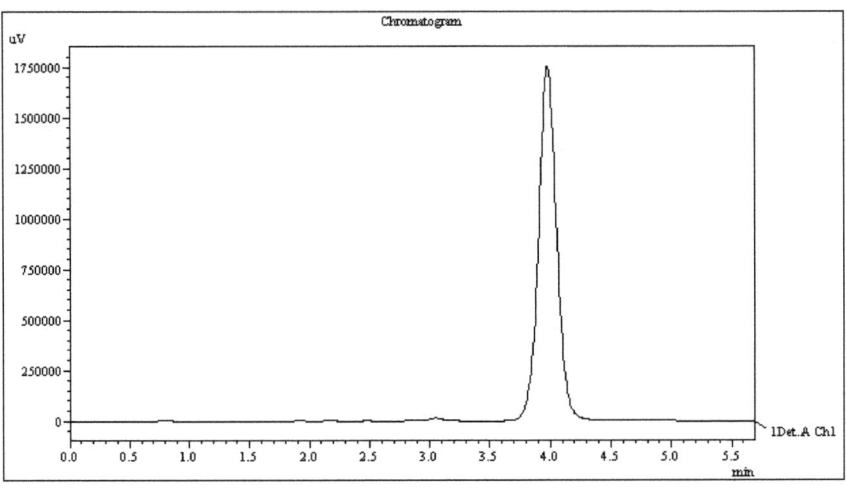

Fig #.4.9 Curva HPLC da formulação A7 de Famotidina

CAPÍTULO 5

RESUMO

A famotidina é um antagonista dos receptores H2 (vulgarmente designados por bloqueadores H2), que eram os medicamentos mais frequentemente prescritos em todo o mundo (ver Utilizações clínicas). Com o reconhecimento do papel do H pylori na doença ulcerosa (que pode ser tratada com terapia antibacteriana adequada) e o advento dos inibidores da bomba de protões, a utilização de bloqueadores H2 prescritos diminuiu acentuadamente. A semi-vida biológica da Famotidina é curta e é geralmente administrada na dose de 20 mg duas vezes por dia. Para a manutenção dos níveis terapêuticos do fármaco no organismo e para manter este efeito durante um período de tempo mais longo, foi decidido preparar os comprimidos de libertação sustentada de Famotidina, uma vez que as formas de dosagem administradas por via oral têm vindo a ganhar importância. O fármaco é insolúvel em água, pelo que foi planeada a utilização de diferentes polímeros hidrofílicos para preparar os comprimidos de matriz pelo método de granulação húmida. Os polímeros solúveis em água selecionados foram a hidroxipropilmetilcelulose K15M, a goma xantana e o quitosano. A concentração de hidroxipropilmetilcelulose, quitosano e goma xantana foi utilizada em quantidades variáveis em todas as formulações e foi estudado o seu efeito na eficiência de controlo da libertação de HPMC. No total, foram preparadas sete formulações e todas elas controlaram a libertação do fármaco, mas o quitosano na formulação A3 resultou numa melhor atividade do que a goma xantana e a hidroxipropilmetilcelulose.

CAPÍTULO 6

REFERÊNCIAS

"Caraterísticas bioadesivas de microesferas de quitosana na mucosa do intestino delgado de ratos". Drug Development and Industrial Pharmacy **27**(6): 567-576.

Aankit, B., Rathore, R. P. S., Tanwar, Y. S., Gupta, S., Bhaduka, G. (2013). Forma de dosagem de libertação sustentada oral: Uma oportunidade para prolongar a libertação do fármaco. Revista internacional de investigação avançada em ciências farmacêuticas e biológicas 3(1), 7- 14.

Abdelkader, H., Abdalla, O. Y., & Salem, H. (2007). Formulação de comprimidos matriciais de baclofeno de libertação controlada: influência de alguns polímeros hidrofílicos na taxa de libertação e avaliação in vitro.AAPS PharmSciTech,8(4), 156-166.

Abdelkader, H., O.Y. Abdalla, H. Salem (2007). "Formulação de comprimidos de matriz de baclofeno de libertação controlada: Influência de alguns polímeros hidrofílicos na taxa de libertação e avaliação in vitro." AAPS PharmSciTech 8(4): 156-166.

Abdel-Rahman, S. I., Mahrous, G. M., & El-Badry, M. (2009). Preparação e avaliação comparativa de comprimidos de matriz de cloridrato de metoclopramida de libertação sustentada.Saudi Pharmaceutical Journal,17(4), 283-288.

Abdul, S., S. Poddar (2004). "Uma tecnologia flexível para a libertação modificada de fármacos: comprimidos com várias camadas". Journal of controlled release 97(3): 393-405.

Abdullah, E., D. Geldart (1999). "A utilização de medições de densidade aparente como indicadores de fluidez". Powder technology 102(2): 151-165.

Agrawal, A.M., M.A. Howard, S.H. Neau (2004). "Pérolas extrudidas e esferonizadas que não contêm celulose microcristalina: Influência da formulação e das variáveis do processo." Desenvolvimento e tecnologia farmacêutica 9(2): 197-217.

Agrawal, A.M., S.H. Neau, P.L. Bonate (2003). "Comprimidos de etilcelulose de partículas finas de granulação húmida: efeito das variáveis de produção e modelação matemática da libertação do fármaco." The AAPS Journal 5(2): 48-60.

Ahad, H. A., Kumar, C. S., Pilli, Y., Harika, B., Deepika, D., Lakshmi, L. V., & Shekhar, S. A. (2010). Formulação e avaliação de comprimidos de matriz de goma de aceclofenac prosophis juliflora de libertação sustentada uma vez por dia.Int J Pharm Sci Res,2(1), 23-8.

Al-Saidan, S.M., Y.S.R. Krishnaiah, S. Patro, V. Satyanaryana (2005). "Avaliação in vitro e in vivo de comprimidos de matriz de goma guar para libertação controlada oral de cloridrato de diltiazem solúvel em água". AAPS PharmSciTech 6(1): 14-21.

Altaf, S.A., K. Yu, J. Parasrampuria, D.R. Friend (1998). "Diltiazem de libertação sustentada à base de goma de guar". Pesquisa farmacêutica 15(8): 1196-1201.

Anderson, M.J., P.J. Whitcomb (2000). DOE simplificado: ferramentas práticas para uma experimentação eficaz, Productivity.

Apparao, P., Jyothi, Prabhakarreddy, V., Raju, J e Shashidher, B. (2011). Formulação e avaliação de comprimidos de matriz à base de goma de Lamivudina. 2 (3), 176-192

Artman, M., M.D. Parrish, R.C. Boerth, R.J. Boucek Jr, T.P. Graham Jr (1984). "Efeitos hemodinâmicos de curto prazo da hidralazina em bebés com defeitos completos do canal atrioventricular". Circulation 69(5): 949.

Ashrafi, M., J.A. Chowdhury, M.S. Reza (2007). "Libertação controlada de cloridrato de metformina I. Libertação in vitro de mistura física contendo goma xantana como polímero retardador de taxa hidrofílica". Jornal de Ciências Farmacêuticas da Universidade de Dhaka 4(1).

Atram, M. S. C. (2013). Influência de diferentes polímeros na formulação e avaliação in vitro do comprimido de matriz de libertação prolongada de clorzoxazona. Revista Internacional de Investigação em Farmácia e Ciências Farmacêuticas, 3(1), 22-27

Aulton, M.E. (2002). Pharmaceutics: the science of dosage form design, Churchill Livingstone.256

Avachat, A., & Kotwal, V. (2007). Conceção e avaliação de comprimidos de libertação controlada baseados na matriz de diclofenac de sódio e sulfato de condroitina.Aaps Pharmscitech,8(4), 51-56.

Avdeef, A., K. Box, J. Comer, M. Gilges, M. Hadley, C. Hibbert, W. Patterson, K. Tam (1999). "PH-metric log P 11. Determinação do pKa de fármacos insolúveis em água em misturas de solvente orgânico-água." Journal of pharmaceutical and biomedical analysis 20(4): 631-641.

Azuma, J., A. Sawamura, H. Harada, N. Awata, S. Kishimoto, N. Sperelakis (1987). "Mecanismo das acções cardioestimulantes diretas da hidralazina". Revista Europeia de Farmacologia 135(2): 137-144.

B.P.C. (1973). British pharmaceutical codex, 1973, Pharmaceutical Press.

Badawy, S.I.F., M.M. Menning, M.A. Gorko, D.L. Gilbert (2000). "Efeito dos parâmetros do processo na compressibilidade da granulação fabricada num misturador de alto cisalhamento." Revista internacional de produtos farmacêuticos 198(1): 51-61.

Balau, L., G. Lisa, M. Popa, V. Tura, V. Melnig (2004). "Propriedades físico-químicas de filmes de quitosana". Central European Journal of Chemistry 2(4): 638647.

Bani-Jaber, A., M. Al-Ghazawi (2005). "Caraterísticas de libertação sustentada de comprimidos preparados com matriz mista de carragenina de sódio e quitosano: Efeito da razão de peso do polímero, meio de dissolução e tipo de medicamento." Desenvolvimento de Medicamentos e Farmácia Industrial 31(3): 241-247.

Banker, G., G. Peck, S. Ja, P. Pirakitikulr, D. Taylor (1981). "Avaliação de hidroxipropilcelulose e hidroxipropilmetilcelulose como revestimentos de película de base aquosa." Drug Development and Industrial Pharmacy 7(6): 693-716.

Barker, L. (1995). "Hipertensão; em Princípios de Medicina Ambulatorial (4ª ed.)." 803-845.

Basak, S. C., Reddy, J. B. M., e Mani, L. K. P. (2006). Formulação e comportamento de libertação de comprimidos de matriz HPMC de cloridrato de ambroxol de libertação sustentada. Indian Journal of Pharmaceutical Sciences, 5(68): 594-598.

Basak, S., B. Jayakumar Reddy, K. Lucas Mani (2006). "Formulação e comportamento de libertação de comprimidos de matriz HPMC de cloridrato de ambroxol de libertação sustentada". Indian Journal of Pharmaceutical Sciences 68(5): 594.

Basavaraj, B. V., Anusha, P., Bharath, S., Deveswaran, R., & Madhavan, V. (2012). Mucilagem de Plantago Ovata: Um retardador da taxa de libertação natural na formulação de comprimidos de aceclofenac.American Journal of PharmTech Research, 2(2), 519-527.

Bashir, K.A., N. Nanjundaswamy (2009). "Formulação e avaliação de comprimidos de matriz de liberação sustentada de cloridrato de propranolol usando carboximetil guar de sódio como polímero de sustentação de taxa".

Baweja, J., A. Misra (1997). "Goma de guar modificada como desintegrante de comprimidos". Pharmazie 52(11): 856-859.257

Begum, R. G., Aleemuddin, M. A., Gowtham, T., Thrishala, B., Ch, N. (2012). Efeito das gomas naturais na formulação de comprimidos orais de matriz de libertação sustentada de clorzoxazona. Revista internacional de investigação em farmácia, 3(4)

Belfort, M.A., G.R. Saade, M. Suresh, D. Johnson, Y.P. Vedernikov (1995). "Vasos umbilicais humanos: Respostas a agentes frequentemente utilizados em pacientes obstétricas". Revista americana de obstetrícia e ginecologia 172(5): 1395-1403.

Berkow (1999). The Merck Manual, Merck Publishing Group.

Berkow, R., M.M.H. Beers (1999). The Merck Manual, Merck Publishing Group.

Betageri, G., J. Rogers (1987). "Termodinâmica da partição de [beta] - bloqueadores nos sistemas tampão de noctanol e lipossoma". Revista internacional de produtos farmacêuticos 36(2-3): 165-173.

Bettini, R., P. Catellani, P. Santi, G. Massimo, N. Peppas, P. Colombo (2001). "Translocação de partículas de fármaco na camada de gel da matriz HPMC: efeito da solubilidade do fármaco e influência na taxa de libertação". Journal of controlled release 70(3): 383-391

Bhagwat, D. A., Kawtikwar, P. S., & Sakarkar, D. M. (2008). Matrizes de libertação sustentada de verapamil HCl utilizando monosterato de glicerilo e ácido esteárico.Res J Pharm Tech,1(4), 405-409.

Bhalla, H., Y. Sanzgiri (1987). "Um comprimido improvisado de libertação controlada de sulfato de salbutamol". Indian Journal of Pharmaceutical Sciences 49(1): 22.

Bhanja, R., T. Pal (1994). "In-Vitro Release Kinetics of Salbutamolsulphate Microcapsules Coated with Both Eudragit Rs 100 and Eudragit RL 100." Drug Development and Industrial Pharmacy 20(3): 375-386.

Billa, N., K.H. Yuen (2000). "Variáveis de formulação que afectam a libertação de fármacos a partir de matrizes de goma xantana à escala laboratorial e à escala piloto." AAPS PharmSciTech 1(4): 35-42.

Binkley, P.F., R.C. Starling, D.F. Hammer, C.V. Leier (1991). "Utilidade da hidralazina para retirar a dobutamina na insuficiência cardíaca congestiva grave". O jornal americano de cardiologia 68(10): 1103-1106.

Boddeda, B., Kumari, P. K., & Chowdary, K. P. R. (2012). Formulação e avaliação de comprimidos de libertação sustentada de glipizida. Int J Pharm, 3 (1), 44-48.

Bodmeier, R. (1997). "Compressão de pellets revestidos". Revista Europeia de Farmácia e Biofarmácia 43(1): 1-8.

Bogner, R., J. Walsh (1964). "Princípio de libertação sustentada em seres humanos utilizando técnicas radioactivas." Journal of Pharmaceutical Sciences 53(6): 617- Bommareddy, G.S., S. Paker-Leggs, K.K. Saripella, S.H. Neau (2006). "Pérolas extrudidas e esferonizadas contendo Carbopol® 974P para fornecer não electrólitos e sais de medicamentos fracamente básicos". Revista Internacional de Farmácia 321(1-2): 6271.258

Bonferoni, M., C. Caramella, M. Sangalli, U. Conte, R. Hernandez, J. Pedraz (1992). "Comportamento reológico de polímeros hidrofílicos e libertação de fármacos a partir de matrizes erodíveis* 1." Journal of controlled release 18(3): 205-212.

Borchard, G. (2001). "Quitosanos para entrega de genes". Advanced Drug Delivery Reviews 52(2): 145-150.

Borguist, P., Korner, A., & Larsson A. (2006). Um modelo para a libertação de fármacos a partir de comprimidos de matriz polimérica - efeito do inchaço e da dissolução. Journal of Controlled Release, 113, 216-225.

Bowman, S., S. Hudson, G. Simpson, J. Munro, J. Clements (1986). "Uma comparação da farmacocinética do propranolol em voluntários obesos e normais". Revista britânica de farmacologia clínica 21(5): 529.

Braunwald, E. (1997a). Heart disease: a textbook of cardiovascular medicine, Saunders.

Braunwald, E. (1997b). Heart disease: a textbook of cardiovascular medicine, Saunders.

Briggs, G., R. Freeman, S. Yaffe (1994). "Hydralazine.in Drugs in Pregnancy and Lactation. Um guia de referência (4ª ed.). Williams & Wilkins.".

Brossard, C., D. Ylouses, D. Duch ne, F. Puisieux, J. Carstensen (1983). "Dissolução de uma substância medicamentosa solúvel a partir de matrizes de polímeros de vinil". Journal of Pharmaceutical Sciences 72(2): 162-169.

Bumphrey, G. (1986). Novo agente de suspensão "extremamente útil". Pharm J 237: 665-671.

Byrne, A., J. McNeil, P. Harrison, W. Louis, A. Tonkin, A. McLean (1984). "Disponibilidade oral estável de propranolol de libertação sustentada quando co-administrado com hidralazina ou alimentos: evidências que implicam a taxa de entrega do substrato como um determinante das interações medicamentosas pré-sistémicas." British journal of clinical pharmacology 17(Suppl 1): 45S.

Casas, J.A., A.F. Mohedano, F. Garcia-Ochoa (2000). "Viscosidade de soluções de mistura de goma guar e xantana/goma guar". Journal of the Science of Food and Agriculture 80(12): 1722-1727.

Ceballos, A., M. Cirri, F. Maestrelli, G. Corti, P. Mura (2005). "Influência da formulação e das variáveis do processo na libertação in vitro de teofilina de comprimidos de matriz Eudragit diretamente comprimidos." Il Farmaco 60(11-12): 913-918.

Ceballos, A., M. Cirri, F. Maestrelli, G. Corti, P. Mura (2005). "Influência da formulação e das variáveis do processo na libertação in vitro da teofilina de comprimidos de matriz Eudragit diretamente comprimidos". Il Farmaco **60**(11-12): 913-918 .

Croswell, R.W., C.H. Becker (1974). "Polimerização em suspensão para a preparação de formas de dosagem de libertação temporizada." Journal of Pharmaceutical Sciences **63**(3): 440-442.

Chakraborty, S., Khandai, M., Sharma, A., Patra, C., Patro, V., & Sen, K. (2009). Efeitos da solubilidade do fármaco na cinética de libertação de fármacos solúveis e insolúveis em água a partir de formulações de matriz à base de HPMC.

Chandira, M., Venkateswarlu, B. S., Shankarrao, J., Bhowmik, D., Jayakar, B., & Narayana, T. V. (2010). Formulação e avaliação de comprimidos de libertação prolongada contendo metformina HCl.International Journal of ChemTech Research, 2(2), 1320-1329.

Chandran, S., Asghar, L. F., & Mantha, N. (2008). Design e avaliação de comprimidos de matriz à base de etilcelulose de ibuprofeno com cinética de libertação modulada pelo pH. Jornal indiano de ciências farmacêuticas, 70(5), 596-602.

Chetty, P. (2006). "Desenvolvimento e avaliação de formas de dosagem de libertação sustentada de propranolol separadamente e em combinação com hidroclorotiazida".

Chien, Y. W. (2009). Novel Drug Delivery Systems-Fundamentals, Developmental concepts, Biomedical Assessment. Nova Iorque, MarcelDekker, 2(1), 01-10.

Coviello, T., P. Matricardi, C. Marianecci, F. Alhaique (2007). "Hidrogéis de polissacarídeos para formulações de libertação modificada". Journal of controlled release **119**(1):

Crowley, M.M., B. Schroeder, A. Fredersdorf, S. Obara, M. Talarico, S. Kucera, J.W. McGinity (2004). "Propriedades físico-químicas e mecanismo de libertação de fármacos de comprimidos de matriz de etilcelulose preparados por compressão direta e extrusão a quente". Revista internacional de produtos farmacêuticos **269**(2): 509-522.

Chowhan, Z. (1980). "Papel dos aglutinantes no aumento da dureza induzido pela humidade em comprimidos comprimidos e o seu efeito na desintegração e dissolução in vitro." Journal of Pharmaceutical Sciences **69**(1).

Das, U., & Hossain, M. S. (2012). Efeitos do modificador de liberação na liberação de Carvedilol da matriz baseada em Kollidon SR. International Current Pharmaceutical Journal, 1 (8), 186-192.

Deepak, P., Abhish, J., Rakesh, K. J., Hariharanand, S. (2011). Formulação e Avaliação de Pioglitazone Hydrochloride Matrix Tablet Contendo Aloe Barbadensis Miller Mucilage Natural Antidiabetic Agent. Revista internacional de descoberta de medicamentos e pesquisa de ervas, 1(3), 157-163.

Deore, R., Kavitha, K., & Tamizhmani, T. (2010). Preparação e avaliação de comprimidos de matriz de libertação sustentada de cloridrato de tramadol utilizando palmitostearato de glicerilo.Tropical Journal of Pharmaceutical Research,9(3).

Deshmukh, V. N., Singh, S. P., & Sakarkar, D. M. (2009). Formulação e avaliação de comprimidos de succinato de metoprolol de libertação sustentada utilizando gomas hidrofílicas como modificadores de libertação.Int J Pharm Tech Res,1(2), 159-63.

Devi, A. S., Tabasum, M. D., Harika, T., Anusha, V. L., Viswanath, B e Reddy, S. B. (2013). Formulação e avaliação de comprimidos de matriz de diclofenaco de sódio usando mucilagem de abelmoschus esculentus como polímero. revista internacional de ciências farmacêuticas, químicas e biológicas, 3 (2), 418-423.

Dey, S., Singh, L. A., Pandiselvi, A., Rani, N., Das, R. C., Kumarb, B. B, Malairajan, P., Veni, K. J. K., Murugan, R., & Ahmed, S. (2011). Formulação e avaliação de comprimidos de matriz oral de libertação sustentada utilizando a Rifampicina como fármaco modelo. Asian Journal of Pharmaceutical Science & Technology, 1(1), 18-32 Dhat, S., Aphale, S., Bagul, U., Tagalpallewar, A., Vanshiv, S e Shah, N. (2011). Efeito de dois diluentes diferentes no perfil de libertação de aceclofenac a partir de comprimidos de matriz de libertação sustentada utilizando goma Damar como retardador de libertação, International Journal of Pharmacy and Pharmaceutical Sciences, 3(4), 307-313.

Dodane, V., V.D. Vilivalam (1998). "Aplicações farmacêuticas do quitosano". Pharmaceutical Science &

Technology Today **1**(6): 246-253 .

Dodda, S. R., & Boggrapu, P. R. (2012). Desenvolvimento e Avaliação in Vitro-in Vivo de Comprimidos de Matriz de Libertação Controlada de Desvenlafaxina.

Donbrow, M. (1991). Microcapsules and nanoparticles in medicine and pharmacy, CRC Press Erickson, C.K., S.A. Stavchansky, K.I. Koch, J.W. McGinity (1982). "A new subcutaneously-Faure, A., P. York, R. Rowe (2001). "Controlo do processo e aumento de escala dos processos de granulação húmida farmacêutica: uma revisão". Revista Europeia de Farmácia e Biofarmácia **52**(3): 269-277. implantable reservoir for sustained release of nicotine in the rat." Pharmacology Biochemistry and Behavior **17**(2): 183-185 .

El-garhy, O. H. (2013) Pré-formulação e avaliação de grânulos de matriz de libertação sustentada de flurbiprofeno utilizando uma técnica alternativa ao método tradicional de granulação húmida, International Journal of Pharmacy and Pharmaceutical Sciences, 5(4), 257-263

Gad, S.C. (2008). Pharmaceutical manufacturing handbook: production and processes, Wiley-Interscience.

Gennaro AR (Ed.) Remington. A ciência e a prática da farmácia. 19ª edição, vol II;1995:1662.

Genta, I., P. Perugini, F. Pavanetto (1998). "Microesferas de quitosano de peso molecular diferente: influência na carga e libertação do fármaco." Drug Development and Industrial Pharmacy **24**(8): 779-784.

Ghosh, S., & Barik, B. B. (2010). Formulação e avaliação in vitro de uma formulação de libertação sustentada diária de aceclofenac.Tropical Journal of Pharmaceutical Research,9(3).

Girish, B., Pasha, I., Gowda, D. V. (2012). Formulação e avaliação de comprimidos de matriz de liberação sustentada de flurbiprofeno usando goma guar, revista internacional de farmácia e ciências farmacêuticas, 4 (5), 120-123

Goncalves-Araujo, T., Rajabi-Siahboomi, A. R., & Caraballo, I. (2010). Limiar de Percolação do Polímero na Formulação de Libertação Prolongada de Carbamazepina e Verapamil HCl em HPMC.AAPS PharmSciTech,11(2), 558-562.

Gothi, G. D., Parinh, B. N., Patel, T. D., Prajapati, S. T., Patel, D. M e Patel, C. N. (2010). Journal of Global Pharma Technology, 2(2): 69-74.

Gupta, V.D., K.R. Stewart, C. Bethea (1986). "ESTABILIDADE DO CLORIDRATO DE HIDRALAZINA EM VEÍCULOS AQUOSOS". Journal of Clinical Pharmacy and Therapeutics **11**(3): 215-223.

Hadi, M. A., Babu, V. L., & Pal, N. (2012). Formulação e avaliação de comprimidos de matriz de liberação sustentada de glimepirida com base na combinação de polímeros hidrofílicos e hidrofóbicos.Journal of Applied Pharmaceutical Science, 2 (06), 101-107.

Halder, S., Hasan, M., Das, B. K., Kabir, A. K. L., & Rouf, A. S. S. (2012). Estudo de liberação in vitro de comprimidos de matriz de fosfato de carvedilol preparados com hidroxipropilmetilcelulose. Tropical Journal of Pharmaceutical Research, 11 (3), 379-386.

Hinton, J., J. Lennard-Jones, A. Young (1969). "Um novo método para estudar os tempos de trânsito intestinal usando marcadores radioopacos". Gut **10**(10): 842.

Ho, W.S.W., K.K. Sirkar (1992). Membrane handbook, Van Nostrand Reinhold New York.

Howard, M.A., S.H. Neau, M.J. Sack (2006). "PEO e MPEG em grânulos extrudidos e esferonizados com elevada carga de fármaco que são desprovidos de MCC." Revista internacional de produtos farmacêuticos **307**(1): 66-76.

Ichikawa, H., K. Fujioka, M.C. Adeyeye, Y. Fukumori (2001). "Utilização de resinas de permuta iónica para preparar microcápsulas de 100 [mu]m de dimensão com libertação prolongada de fármacos pelo processo de Wurster." Revista internacional de produtos farmacêuticos **216**(1-2): 67-76.

Jaganathan, K., Sekhar, C. Y., Selvi, S. R., Perumal, P e Prasanna, T. V. (2011). Formulação e Avaliação Invitro de Comprimidos de Matriz de Libertação Sustentada de Didanosina utilizando Gomas Naturais. Revista Internacional de Investigação em Ciências Farmacêuticas e Biomédicas, 2(1), 245-251.

Jaimini, M., & Kothari, A. H. (2012). Sistema de entrega de medicamentos do tipo Matrix de libertação sustentada: Journal of Drug Delivery and Therapeutics,2(6), 142-148

Jha, A. K., Bhattacharya, A., & Verma, P. (2009). Formulação e avaliação in vitro de comprimidos de matriz de libertação sustentada de succinato de metoprolol utilizando polímeros hidrofílicos.Int J

Pharm Tech Res,1(4), 972-97.

Jiang, H., K. Zhu (2000). "Libertação pulsátil de proteínas a partir de um dispositivo laminado constituído por polianidridos e complexos sensíveis ao pH." Revista internacional de produtos farmacêuticos **194**(1): 51-60.

Joel, A e Naresh, C. (2013). Formulação e avaliação de comprimidos de libertação sustentada de ácido mefenâmico utilizando polímeros hidrofílicos. Jornal de Descoberta de Drogas e Terapêutica, 1 (5), 21-25

Joel, A. (2013). Formulação e avaliação de comprimidos de libertação sustentada de cloridrato de labetalol utilizando polímeros hidrofílicos.Journal of drug discovery and therapeutics,1(06).

John C e Morten C. The Science of Dosage Form Design, Aulton: Modified release peroral dosage forms, 2ª edição, Londres, Churchill Livingstone; 2002, p. 290-300.

Johnson, J. L., Holinej, J e Williams, M. D. (1993). Influência da força iónica na integridade da matriz e na libertação de fármacos de compactos de hidroxipropilcelulose. Int. J. Pharm, 2, 151-159.

Kamble, M. S., Mendake, S. D., Aute, P. P., Chavan, R. P., Vaidya, K. K., Dange, S. M., ... & Chaudhari, P. D. (2012). Avaliação do potencial retardador de libertação de fármacos de ocimum tenuiflorum linn. mucilagem de sementes isolada pelo método de desengorduramento. revista internacional de ciências farmacêuticas, químicas e biológicas. 3(1), 68-74.

Kannan, S., Manivannan, R., Ganesan, K., Nishad, P. K., & Kumar, N. S. (2010). Formulação e avaliação de comprimidos de libertação sustentada de aceclofenac utilizando um sistema de matriz hidrofílica.Int J Pharm Tech Res,2, 1775-80.

Khade, T., Gavitre, B., Kulkarni, V., & Gaikwad, U. Formulação e Avaliação de Comprimidos de Libertação Sustentada de Aceclofenac por Revestimento de Película. Jornal Internacional de Investigação em Ciências Farmacêuticas e Biomédicas

Kiran Kumar, G. B., Annangi, V. K., Ahamed, M. G., & Kumar, G. P. (2013). Preparação e avaliação de comprimidos de matriz kollidon sr de tinidazol para entrega de medicamentos específicos para o cólon.IJSIT, 2 (1), 97-106.

Korsmeyer, R. W., & Peppas, N. A. (1981). Efeito da morfologia das matrizes poliméricas hidrofílicas na difusão e libertação de fármacos solúveis em água. J. Membrane Sci, 9(3), 211-227.

Korsmeyer, R. W., Gurny, R., Doelker, E., Buri, P., & Peppas, N. A. (1983). Mechanisms of solute release from porous hydrophilic polymers (Mecanismos de libertação de soluto de polímeros hidrofílicos porosos). Int. J. Pharm, 15, 25-35.

Kramar, A., S. Turk, F. Vrecer (2003). "Otimização estatística de pellets de libertação sustentada de diclofenac revestidos com películas polimetacrílicas". Revista internacional de produtos farmacêuticos **256**(1-2): 43-52.

Krishnaiah, Y. S. R., Karthikeyan, R. S., & Satyanarayana, V. (2002). Um comprimido de matriz de goma guar de três camadas para administração oral controlada de tartarato de metoprolol altamente solúvel. Revista internacional de pharmaceutics, 241(2), 353-366.

Krishnarajan, D., Reddy, C. M., Kanikanti, S., Kumar, N. S., Purushothaman, M. (2013) Formulação e avaliação de comprimidos de matriz de libertação sustentada de levofloxacina utilizando polímero natural. Pharmacophore, 4(5), 146-157

Kuksal, A., Tiwary, A. K., Jain, N. K., & Jain, S. (2006). Formulação e avaliação in vitro e in vivo de comprimidos com matriz de libertação prolongada de zidovudina: influência da combinação de formadores de matriz hidrofílicos e hidrofóbicos.AAPS pharmscitech,7(1), E1-E9

Kumar, A. A., Kumara, M. S., Surekha, K., Prasad, C e Suresh, S. (2012) Formulação e avaliação de comprimidos de matriz de valsartan de libertação sustentada utilizando polímeros naturais. Revista internacional de ciências farmacêuticas, químicas e biológicas, 2(2), 146-150

Kumar, B. J., & Sinha, V. Matrizes hidrofílicas naturais e sintéticas para o desenvolvimento de comprimidos de libertação prolongada de pregabalina.

Kumar, S., Singh, A. K., Prajapati, S. K., & Singh, V. K. (2012). Formulação e avaliação de comprimidos de matriz de liberação sustentada uma vez ao dia de Aceclofenac usando gomas naturais.Journal of Drug Delivery and Therapeutics,2(1).

Kumar, V., Prajapati, S. K., Soni, G. C., Singh, M., & Kumar, N. (2012). Sistema de administração de medicamentos do tipo matriz de libertação sustentada: A Review.World journal of pharmacy and pharmaceutical sciences,1(3), 934-960.

Kurahashi, H., H. KAMI, H. SUNADA (1996). "Influência das propriedades físico-químicas na taxa de libertação de fármacos de comprimidos com matriz de hidroxipropilmetilcelulose". Chemical & pharmaceutical bulletin **44**(4): 829-832.

Kydonieus, A.F. (1980). "Tecnologias de libertação controlada: métodos, teoria e aplicações."

Lachman, L., H. Lieberman, J. Kanig (1990). Sustained Release Dosage Forms, The Theory and Practice of Industrial Pharmacy, 3ª edição, Varghese Publishing House, Bombaim.

Lachmann L, Lieberman HA, Kanig JL. The theory and practice of industrial pharmacy, 3rd edition, Varghese publishing house, Bombay 1991:430.

Lehr, C.-M., J.A. Bouwstra, E.H. Schacht, H.E. Junginger (1992). "Avaliação in vitro das propriedades mucoadesivas do quitosano e de alguns outros polímeros naturais". Revista internacional de produtos farmacêuticos **78**(1-3): 43-48.

Lindner WD e Lippold BC. (1995). Embeddings com alta ou baixa suscetibilidade ao stress hidrodinâmico. Journal of Pharmaceutical Research, 12, 1781-1785.

Liu, J.P., M.C. Ma, S.C. Chow (1997). "Avaliação estatística do fator de semelhança f2 como critério de avaliação da semelhança entre perfis de dissolução." Revista de informação sobre medicamentos **31**(4): 1255-1271.

Malodia, K., Kumar, A., Kumar, S., & Rakha, P. (2013). Formulação e avaliação de comprimidos de libertação prolongada de sulfato de salbutamol. 5 (1), 177-181.

Masareddy, R. S., Kendalkar, P. V., & Belekar, P. V. (2012). Efeito de polímeros como sistema de matriz na formulação de comprimidos de matriz de teofilina de liberação sustentada. Revista internacional de farmácia e ciências farmacêuticas, 4 (4), 409414.

Mashak, A., A. Rahimi (2009). "Polímeros de silicone em sistemas de administração controlada de medicamentos: uma revisão". Iranian Polymer Journal **18**(4): 279-295.

Meier, M.M., L.A. Kanis, V. Soldi (2004). "Caracterização e perfis de permeação de fármacos de membranas de acetato de celulose microporosas e densas: influência do plastificante e do agente formador de poros." Internationaljournal of pharmaceutics **278**(1): 99-110.

Mettu, S. R., & Veerareddy, P. R. (2011). Efeito das variáveis de formulação na libertação de aceclofenac a partir de comprimidos de matriz HPMC.International Journal,2.

Mishra, S. S., Chandel, D., Yadav, L., Upmanyu, N., Pathak, A., & Bajpai, D. (2012). Formulação e avaliação de comprimidos matriciais de lornoxicam. Revista mundial de farmácia e ciências farmacêuticas, 1 (1), 318-26

Mizrahi, B., A.J. Domb (2009). "Anhydride Prodrug of Ibuprofen and Acrylic Polymers". AAPS PharmSciTech **10**(2): 453-458.

Mohsen, A., Khoweysa, O. M. A., & Shoukri, R. A. (2012). Otimização de comprimidos de matriz de aceclofenaco uma vez ao dia: Estudos In-Vitro e In-Vivo.Journal of Pharmaceutical Research and Opinion,2(1).

Moses, P., Subramanian, L., Palanichamy, S., Jeganath, S., & Thirupathi, A. T. (2010). Formulação e avaliação de comprimidos de matriz de libertação controlada de ciprofloxacina.Der Phamacia Letter,2(2), 237-243.

Mote, P. B., Rawat, P. K., Singh, S. K., Zadbuke, N. S., Salunke, A. A., Rajendra, V. B. (2013). Formulação e avaliação de comprimidos de matriz de libertação sustentada de agente anti-asmático utilizando vários polímeros. Jornal de Entrega de Medicamentos e Terapêutica, 3(2), 88-92.

Mutalik, S., Manoj, K., Reddy, M. S., Kushtagi, P., Usha, A. N., Anju, P., ... & Udupa, N. (2008). Comprimidos de libertação sustentada de aceclofenac à base de quitosano e polímero entérico, uma vez por dia: estudos in vitro e in vivo. AAPS PharmSciTech, 9(2), 651-659.

Muzib, Y. I., & Kurri, P. S. (2011). Formulação e avaliação de comprimidos de matriz de libertação sustentada à base de goma de olíbano de cloridrato de ambroxol.Int J Pharm Pharm Sci, 3, 195-199.

Narisawa, S., M. Nagata, T. Ito, H. Yoshino, Y. Hirakawa, K. Noda (1995). "Comportamento da libertação de fármacos no trato gastrointestinal de cães beagle a partir de preparações de libertação controlada por taxa ou tempo do tipo de unidades múltiplas revestidas com película à base de polímero insolúvel." Journal of controlled release **33**(2): 253-260.

Nokhodchi, A., Raja, S., Patel, P., & Asare-Addo, K. (2012). O Papel dos Comprimidos de Matriz de Libertação Controlada Oral em Sistemas de Entrega de Medicamentos.BioImpacts: BI,2(4), 175-187

Ozeki, Y., M. Ando, Y. Watanabe, K. Danjo (2004). "Avaliação de novas formas de propranolol de um passo a seco-Paker-Leggs, S., S.H. Neau (2008). "As formas de propranolol afectam as propriedades das esferas extrudidas-esferonizadas contendo Carbopol." Revista internacional de produtos farmacêuticos **361**(1-2): 169-176. comprimidos revestidos como uma plataforma para comprimidos de libertação retardada". Journal of controlled release **95**(1): 51-60.

P, K. L., R, K. T., V, S. P. & V, S. S. (2011) Formulação e avaliação de comprimidos de matriz de goma de aceclofenac Sterculia Urens de libertação sustentada uma vez por dia. Jornal Internacional de Farmácia e Biotecnologia, 1 (2), 145-149

Palmer, D., Levina, M., Nokhodchi, A., Douroumis, D., Farrell, T., & Rajabi- Siahboomi, A. (2011). A influência da carboximetilcelulose de sódio na libertação de fármacos a partir de matrizes de libertação prolongada de óxido de polietileno.AAPS PharmSciTech,12(3), 862-871.

Paranjothy, K., P. Thampi (1997). "Desenvolvimento de adesivos transdérmicos de cloridrato de verapamil utilizando carboximetil guar de sódio como matriz polimérica monolítica e seus estudos de libertação invitro." Indian Journal of Pharmaceutical Sciences **59**(2): 49.

Patel, H., Panchal, D. R., Patel, U., Brahmbhatt, T., e Suthar, M. (2011). Sistema de entrega de medicamentos do tipo matriz: A Review, Journal of Pharmaceutical Sciences and Bioscientific Research, 1(3), 143-151.

Phoke, S. V., Sakarkar, D. M., Mitkare, S. S. (2012). Formulação e caraterização de comprimidos de matriz de liberação sustentada de cloridrato de venlafaxina usando polímeros naturais. Revista internacional de pesquisa de fronteira farmacêutica, 2(4), 14-26

Pongpaibul, Y., H.A.M. Sayed, C. Whitworth (1989). "Efeito das variáveis do processo na libertação de fármacos de micropartículas contendo um complexo fármaco-resina". Drug Development and Industrial Pharmacy **15**(14): 2547-2558.

Prabu, S. L., Shirwaikar, A. A., Shirwaikar, A., Ravikumar, G., Kumar, A., & Jacob, A. (2009). Formulação e avaliação da libertação oral sustentada de Cloridrato de Diltiazem utilizando colofónia como material de formação da matriz. Ars Pharm, 50(1), 32-42.

Prasanthi, N. L., Manikiran, S. S., & Rama Rao, N. (2010). Efeito da solubilidade do fármaco na cinética de libertação de matrizes hidrofílicas. Int Journal of Pharm Tech Research, 2, 2506-2511.

Prudat-Christiaens, C., P. Arnaud, P. Allain, J. Chaumeil (1996). "Comprimidos bioadesivos de aminofilina tentados por granulação húmida". Revista internacional de produtos farmacêuticos **141**(1-2): 109-116.

Pundir, S., & Badola, A. (2013). Formulação e Avaliação de Atenolol e Indapamida SR Matrix Tablet para Tratamento de Hipertensão.International Journal of Pharmaceutical and Life Sciences,2(4), 141-157.

Qiu, Y., N. Chidambaram, K. Flood (1998). "Conceção e avaliação de matrizes difusionais em camadas para libertação sustentada de ordem zero- ". Journal of controlled release **51**(2-3): 123-130.

Radhika, L. G., Mahanthesha, M. K., & Devi, C. G. (2013). Formulação e avaliação in vitro de comprimidos de matriz de liberação sustentada de flurbiprofeno usando hidroxipropilmetilcelulose. Jornal Internacional de Pesquisa Avançada, I(7), 624-630.

Radhika, P. R., Kharkate, P. R., & Sivakumar, T. (2011). Formulação de comprimido de matriz de liberação sustentada de aceclofenaco usando goma natural hidrofílica.International Journal,2.

Rahela, U., Moghal, M. M. R., Dewan, S. M. R., & Amin, M. N. (2013). Formulação e avaliação do efeito do polímero na cinética in vitro de comprimidos de matriz de liberação sustentada de carvedilol usando métodos dependentes de modelo. International Journal of Pharmaceutical and Life Sciences, 2 (2), 70-79.

Rajesh, A., Jasmin, M., Radheshyam, K., Sangeeta, A., & Mahesh, G. Formulação e avaliação de comprimidos de libertação sustentada de diclofenac de sódio utilizando a técnica de granulação por fusão.International Research Journal of Pharmacy,3.

Ramasamy, T., Khandasamy, U. S., Shanmugamb, S., & Ruttalad, H. (2012). Formulação e avaliação de comprimidos de sulfato de condroitina de aceclofenaco para entrega de medicamentos direcionados ao cólon.Iranian Journal of Pharmaceutical Research, 11 (2), 465-479.

Ramesh, Kumar, D. S., Guruviah, & Harani, A. (2010). Formulação e avaliação dos comprimidos de matriz bi-camada de metformina HCl Sr e pioglitazona. Jornal americano-eurasiático de investigação científica, 5(3), 176-182.

Rao, P.R., P.V. Diwan (1997). "Estudos de permeabilidade de películas livres de acetato de celulose para uso transdérmico: influência de plastificantes." Pharmaceutica Ata Helvetiae **72**(1): 4751.

Reddy, K. R., Mutalik, S., & Reddy, S. (2003). Comprimidos de nicorandil de libertação sustentada uma vez por dia: formulação e avaliação in vitro.AAPS pharmscitech,4(4), 480-488.

Rowe, R.C., P.J. Sheskey, M.E. Quinn (2009). Handbook of pharmaceutical excipients, Pharmaceutical Press Shimoda, J., H. Onishi, Y. Machida (2001).

Sadozai, S. K., Chishti, K. A., Rooh Ullah, Hussain, Z., Sadozai. M. K., Rahman, S. U., e Farhad Ullah. (2013). Estudo comparativo de comprimidos de matriz de liberação sustentada de domperidona preparados por granulação úmida e técnicas de evaporação de solventes usando goma xantana. Jornal do Médio Oriente de Investigação Científica, 15 (9), 1206-1214.

Saeio, K., Pongpaibul, Y., Viernstein, H., & Okonogi, S. (2007). Factores que influenciam as caraterísticas de dissolução do fármaco em comprimidos de matriz polimérica hidrofílica. Scientia Pharmaceutica, 75(4), 147.

Sahoo, J., Murthy, P. N., &Biswal, S.(2009). Formulação da forma de dosagem de liberação sustentada de cloridrato de verapamil por técnica de dispersão sólida usando Eudragit RLPO ou Kollidon®SR ou Kollidon® SR. AAPS PharmSciTech, 10(1), 27-33.

Sandra, F., Marzia, C., Francesca, M., Giovanna, C., & Paola, M. (2006). Estudo das variáveis da formulação que influenciam a taxa de libertação do fármaco de comprimidos matriciais através de um desenho experimental. European Journal of Pharmaceutics and Biopharmaceutics, 62(1), 77- 84.

Sarkar, B. K., Jain, D. A., & Sharma, V. (2012). Formulação e avaliação de comprimidos de matriz de flurbiprofeno para segmentação de cólon. Revista internacional de ciências farmacêuticas e químicas, 1(2)

Semalty, M., Bisht, T., & Semalty, A. A Comparative Study of Triple-Layered Aceclofenac Matrix Tablets Formulated using Xanthan Gum and Guar Gum. Revista Internacional de Ciências Farmacêuticas e Nanotecnologia

Shaikh, R., Sayyad, G., Bafana, Y. & Lukkad, H. (2011). Influência dos CoExcipientes na Taxa de Libertação de Aceclofenac a partir de Comprimidos de Matriz de Libertação Controlada de Carbopol. Jornal Internacional de Farmácia e Biotecnologia, 1 (4), 220225.

Shalin A. Modi, Gaikwad, P. D., Bankar, V. H, Pawar, S. P. Sistema de libertação sustentada de fármacos. Revista internacional de investigação e desenvolvimento farmacêutico

Sharma, V., Sharma, S., Khokra, S. L., Sahu, R. K., Jangde, R., & Singh, J. (2011) Formulação, desenvolvimento e avaliação de comprimidos de matriz de libertação sustentada de Pregabalina: 3 (5), 326-33.

Shendge, R. S., Sayyad, F. J., Salunkhe, K. S., & Bhalke, R. D. (2010). Desenvolvimento de um sistema de administração de aceclofenac específico para o cólon, utilizando um sistema aglutinante eficaz de etilcelulose. International Journal of Pharma & Bio Sciences, 1(3).

Shivhare, U. D., Chilkar, P. M., Bhusari, K. P., & Mathur, V. B. (2011). Formulação e Avaliação de Comprimidos de Matriz Flutuante para Libertação Controlada de Fármacos.Digest Journal of Nanomaterials and Biostructures,6(4), 1841-1850.

Shivhare, U., Adhao, N., Bhusari, K. P., Mathur, V. Y. B., & Ambulkar, D. U. (2009). Desenvolvimento de formulações, avaliação e validação de comprimidos de libertação sustentada de aceclofenac.Int J Pharm Pharm Sci,1(2), 74-80.

Singla, A., M. Chawla (2001). "Chitosan: Alguns aspectos farmacêuticos e biológicos, uma atualização". Jornal de farmácia e farmacologia **53**(8): 1047-1067.

Skoug, J. W., Mikelsons, M. V., Vigneron, C. N., e Stemm, N. L. (1993). Avaliação qualitativa do mecanismo de libertação das formas de dosagem de libertação sustentada da matriz através da medição da libertação do polímero. J. Control. Release, 27, 227245.

Sunilkumar, P. A., Jitendra, P. L. (2012). Design e avaliação in vitro de novos comprimidos de matriz de libertação sustentada de ibuprofeno com base na combinação de sistema de matriz hidrofílica e hidrofóbica. Revista Mundial de Investigação Farmacêutica, 1(5), 1330-1341

Swarbrick, J. (2007a). Encyclopedia of pharmaceutical technology, Informa Healthcare.

Swarbrick, J. (2007b). Encyclopedia of pharmaceutical technology, Informa Healthcare.

Talukder, M. M. U., Ahmed, N., Haque, T., & Chowdhury, S. A. (2010). Dissolução in vitro de comprimidos de matriz à base de polímero hidrofílico carregados com aceclofenaco e seu mecanismo de liberação.Bangladesh Journal of Scientific and Industrial Research,45(2), 141-150.

Umarunnisha, A. M., Palanichamy, S., Rajesh, M., Jeganath, S., & Thangathirupathi, A. (2010). Formulação e avaliação de comprimidos de matriz de Famotidine usando polímero hidrofílico.Archives of Applied Science Research, 2(3), 212-220.

Valambhia, K. R. (2013). Validação do método de análise espectroscópica UV para ensaio e dissolução do comprimido de Aceclofenac. Revista mundial de farmácia e ciências farmacêuticas, 2(5), 3977-3983.

Var, H., Varshney, H., & Sonagra, P. (2012). Sistema de libertação sustentada de fármacos. Revista internacional de investigação farmacêutica e biociência, 1(6), 27-43.

Varshosaz, J., Tavakoli, N., e Kheirolahi. (2006) Associação Americana de Cientistas Farmacêuticos, 7(1): E24.

Verhoeven, E., Vervaet. C e Remon, J. P. (2006). Goma xantana para adaptar a libertação de fármacos de mini-matrizes sustentadas de etilcelulose preparadas por extrusão a quente - avaliação in vitro- in vivo. Euro J pharm Biopharm 63: 320-330.

Vijayasankar, G. R., Srinath, K. R., Chowdary, C.P., Krishna, V. A., Palanisamy, P. Formulation Development and Evaluation of Divalproex Sodium Extended Release Tablets (Desenvolvimento de Formulação e Avaliação de Comprimidos de Libertação Prolongada de Divalproex Sódico). Jornal Internacional de Investigação em Ciências Farmacêuticas e Biomédicas

Vyas, S. P e Khar, R. K. (2002). Controlled Drug Delivery Concepts and Advances.2nd ed.Delhi. Vallabh prakashan. 156-180.

Wamorkar, V., Santhosh, P., Manjunth, S. Y., & Rajmohommed, M. (2011). Formulação e avaliação do comprimido monolítico de matriz de libertação sustentada de naproxeno.Journal of Applied Pharmacy,3(4).

Wheatley, T.A. (2007). "Acetato de celulose solúvel em água: Um polímero versátil para revestimento de película". Desenvolvimento de Medicamentos e Farmácia Industrial **33**(3): 281-290 .

Wise DL. Handbook of Pharmaceutical Controlled Release Technology (Manual de Tecnologia Farmacêutica de Libertação Controlada). 1.ª ed. Nova Iorque: Marcel Dekker, Inc; 2005, 5-24.

Wu, X., A. Noda, H. Noda, Y. Imamura (2001). "Metabolismo da cadeia lateral do propranolol: envolvimento da monoamina oxidase e da aldeído redutase no metabolismo do N-desisopropilpropranolol em propranolol glicol no fígado de ratos". Comparative Biochemistry and Physiology Part C: Toxicology & Pharmacology **129**(4).

Yadav , I. K., Singh, H. P., Singh, R. P., Tiwari, P. K., Chandra, D., Jaiswal, D., & Jain, D. A. (2010). Formulação, avaliação e otimização de comprimidos de matriz de libertação sustentada de aceclofenac.International Journal of Pharm Tech Research,2(1), 592-598.

Yoshida, V.M.H., J.M. de Oliveira Junior, M.M. Goncalves, M.M.D.C. Vila, M.V. Chaud (2011). "Desenvolvimento e avaliação de um sistema gastroretentivo multiparticulado flutuante para libertação modificada de AZT". AAPS PharmSciTech: 1-7.

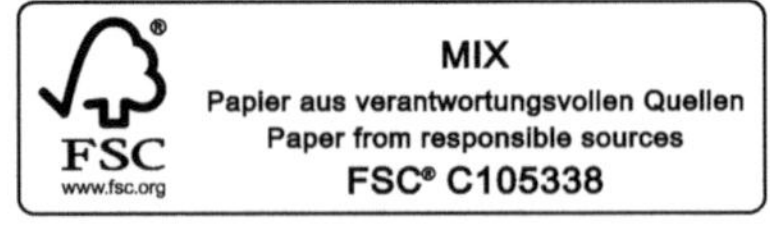

Printed by Books on Demand GmbH, Norderstedt / Germany